Ludwig · Annecke · Löbring · Fritsch

Der große TRIAS-Ratgeber zur Parkinson-Krankheit

Die Autoren:

Frau Dr. med. Evelyn Ludwig ist Fachärztin
für Neurologie und Psychiatrie.
Frau Renate Annecke ist Diplompsychologin.
Frau Elke Löbring ist Gymnastiklehrerin/
Bewegungstherapeutin.
Frau Isabel Fritsch ist Logopädin.

Dr. med. Evelyn Ludwig
Dipl.-Psych. Renate Annecke
Elke Löbring
Isabel Fritsch

Der große TRIAS-Ratgeber zur

Parkinson-Krankheit

- Alles über Behandlung und Medikamente
- Wie Sie sich auf ein verändertes Leben einstellen
- Mit vielen Sprech- und Bewegungsübungen für zu Hause

23

TRIAS

Leserservice:

Wenn Sie Fragen oder Anregungen zu diesem Buch haben, schreiben Sie uns an:
TRIAS Verlag
Postfach 301107
D-70451 Stuttgart
oder schicken Sie eine E-mail an:
trias.lektorat@thieme.de

Covergestaltung:
Cyclus · Visuelle Kommunikation, Stuttgart
Unter Verwendung eines Fotos von
Friedhelm Volk

Textzeichnungen: Liane Hartmann, Nagold

Lektorat und Bildredaktion: Thomas Kopal, Yvonne Georgi

Bildnachweis: S. 15, 73, 143 ZEFA

Die Deutsche Bibliothek –
CIP-Einheitsaufnahme

Ein Titeldatensatz für diese Publikation ist bei Der Deutschen Bibliothek erhältlich.

Wichtiger Hinweis:
Wie jede Wissenschaft ist die Medizin ständigen Entwicklungen unterworfen, Forschung und klinische Erfahrung erweitern unsere Erkenntnisse, insbesondere was Behandlung und medikamentöse Therapie anbelangt. Soweit in diesem Werk eine Dosierung oder eine Applikation erwähnt wird, darf der Leser zwar vertrauen, dass Autoren, Herausgeber und Verlag große Sorgfalt darauf verwandt haben, dass die Angabe dem **Wissensstand bei Fertigstellung des Werkes** entspricht.
Für Angaben, Dosierungsanweisungen und Applikationsformen kann vom Verlag jedoch keine Gewähr übernommen werden.
Jeder Benutzer ist angehalten, durch sorgfältige Prüfung der Beipackzettel der verwendeten Präparate und unter Umständen nach Konsultation eines Spezialisten festzustellen, ob die dort gegebene Empfehlung für Dosierungen oder die Beachtung von Kontraindikationen gegenüber der Angabe in diesem Buch abweicht. Eine solche Prüfung ist besonders wichtig bei selten verwendeten Präparaten oder solchen, die neu auf den Markt gebracht worden sind. **Jede Dosierung oder Anwendung erfolgt auf eigene Gefahr des Benutzers.** Autoren und Verlag appellieren an jeden Benutzer, etwa auffallende Ungenauigkeiten dem Verlag mitzuteilen.

Dieses Buch wurde in neuer deutscher Rechtschreibung verfasst.

Gedruckt auf chlorfrei gebleichtem Papier

Rüdigerstraße 14, D-70469 Stuttgart
Printed in Germany
Satz: Cyclus · Media Produktion
Druck: Druckhaus Götz, Ludwigsburg

ISBN 3-89373-587-9 1 2 3 4 5 6

Vorwort von Manfred Rommel

Auch wenn ich seit dreieinhalb Jahren weiß, dass ich selbst Parkinson habe, kann ich Ihnen keine Tipps geben, wie man diese unerfreuliche Krankheit wieder losbekommt. Man wird sie wohl nie ganz los, so weit ist die Medizin noch nicht. Immerhin hat die Medizin aber bei der Behandlung dieser Krankheit beachtliche Fortschritte gemacht, die es den Kranken leichter machen, sie zu ertragen. Diese Fortschritte können nur genutzt werden, wenn die Behandlung von den dazu berufenen Neurologen gesteuert und gelenkt wird. Eigendiagnose und Eigentherapie sind in der Regel von geringem Wert. Es gibt keinen Königsweg zur Heilung, den nur wenige Auserwählte, unter ihnen vor allem medizinische Laien, zu kennen glauben und den man angeblich nur kennen und beschreiten muss, um wieder gesund zu werden. Eigeninitiative und Kampf gegen die Krankheit unter Anleitung eines erfahrenen Neurologen sind hingegen notwendig. Sie können Lebensmut und Lebensfreude erhalten und wieder beleben.

Dieser Ratgeber gibt Ihnen wertvolle Hinweise darauf, was Sie tun können. Er ersetzt nicht den Arzt, sondern hilft Ihnen, ihm Ihre Lage zu schildern, Ideen zu entwickeln, sie mit Ihrem Arzt zu besprechen und zu verwirklichen – auch gemeinsam mit Ihrem Partner. Denn es gibt verschiedene Fälle von Parkinsonerkrankungen. Was dem einen hilft, hilft nicht unbedingt dem anderen. Es geht um die richtige Versorgung mit Medikamenten, die pünktliche Einnahme, sonstige Therapien und um eigene Anstrengungen zur Erhaltung möglichst großer Beweglichkeit, zum Beispiel durch tägliche Gymnastik. Diese Gymnastik sollte man nicht selbst erfinden, sondern unter fachlicher Anleitung erlernen, entwickeln und ständig auf ihre Wirksamkeit kontrollieren lassen.

Wie man die Bewegungsübungen möglichst zeitsparend im Tagesablauf unterbringt, muss jeder für sich selbst entscheiden. Empfehlenswert ist hierfür den gleichen Tagesabschnitt, zum Beispiel morgens nach dem Aufstehen oder abends zwischen 18 und 20 Uhr vorzusehen. Versuchen Sie auch, möglichst nicht der Versuchung zu unterliegen, sich ständig Ausnahmen von der Regel zu gönnen. Denn die Ausnahme wird dann rasch zur Regel, also zum Dauerzustand. Nach meinen Beobachtungen ist keinem gelungen, sich das Rauchen abzugewöhnen, der sich immer wieder eine Zigarette genehmigt und die gänzliche Einstellung des Rauchens täglich weiter in die Zukunft schiebt.

Die Erkrankung an Parkinson bemerken viele nicht gleich. So ging es jedenfalls mir. Ich führte die Unbeweglichkeit und Plumpheit, die ich an mir feststellte, auf mangelnde körperliche Übung und meine vorwiegend sitzende Tätigkeit zurück. Überdies versteckte sich meine Parkinsonerkrankung hinter einem schmerzhaften Rückenleiden, durch welches ich mich schließlich außerstande sah, länger als ein paar Minuten zu gehen oder zu stehen und schmerzfrei auf weichen Stühlen zu sitzen. Schließlich gelang mir auch der traditionelle Bierfassanstich bei der Eröffnung des Cannstatter Volksfestes nicht mehr, den ich früher zum Gaudium zu einer Abfolge von Tollpatschigkeiten hochstilisiert hatte. Selbst wenn ich gewollt hätte, ich konnte nicht mehr anders. Meine Schrift wurde immer kleiner und unleserlicher. Ich konnte nicht mehr so unterschreiben wie früher. Besonders die beiden »m« in meinem Namen bereiteten mir Schwierigkeiten. Ich markierte sie mit einem Strich. Das fiel auf. Die Bildzeitung verglich meine neue Unterschrift mit meiner alten und stellte die Frage, was mit mir los sei. Dennoch kam ich erst auf den Gedanken, dass ich an Parkinson leiden könnte, als mich Ärzte auf diese Möglichkeit hinwiesen. Ich entschloss mich, zunächst hiervon keine Kenntnis zu nehmen, bis ich mich dazu aufraffte, der Wirklichkeit ins Gesicht zu sehen. Inzwischen kann ich wieder unterschreiben – nicht so schwungvoll wie früher, aber zufrieden stellend. Ich zittere an Händen und Füßen tagsüber nicht, nur manchmal nachts, was jeweils damit zu tun hat, dass ich meine Medikamente nicht pünktlich eingenommen habe. Ich mache täglich eine bis eineinhalb Stunden Gymnastik – auch, um mein Rückenproblem zu verkleinern. Und ich habe den Eindruck, dass sich mein Gesamtzustand etwas gebessert hat.

Nun kann ich Ihnen nur nochmals diesen Ratgeber empfehlen. Meinen eigenen Fall habe ich Ihnen vor allem deshalb geschildert, um darzulegen, warum ich von Seiten des Verlages als Verfasser für das Vorwort in Betracht gezogen wurde.

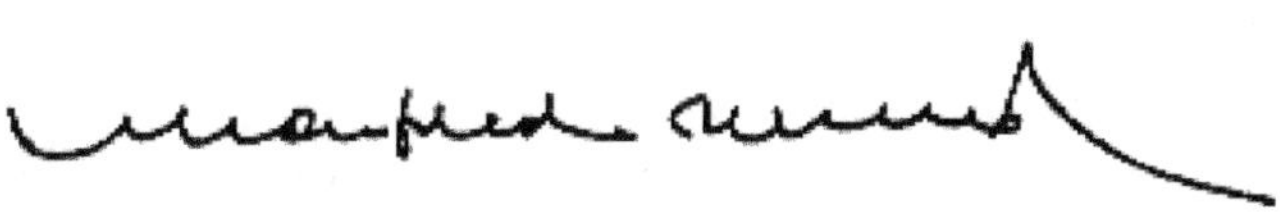

Manfred Rommel

Vorwort der Autoren

Ihr Arzt hat bei Ihnen die Diagnose »Parkinson« gestellt. Was heißt das? Was kommt auf Sie als Betroffener und auf Ihre Familie zu? Welche Möglichkeiten der Behandlung gibt es? Wie können Sie selbst dazu beitragen, das Krankheitsgeschehen günstig zu beeinflussen? Viele Fragen, die auf Sie einstürmen – darunter sicher manches, was Sie beunruhigt.

Der vorliegende Ratgeber will Ihnen etwas von dieser Unruhe nehmen. Er soll Ihnen helfen, Ihre Erkrankung, deren Verlauf und die Behandlung besser zu verstehen, um Ihr Leben mit der Krankheit besser bewältigen zu können. Vor allem möchte er Sie ermuntern, aktiv bei der Behandlung mitzuwirken. Denn der Verlauf Ihrer Erkrankung hängt auch entscheidend von Ihrer Mitarbeit ab. Nur Sie verstehen – nach fachkundiger Beratung – die Signale »Ihrer« Erkrankung und können einschätzen, was Ihnen gut tut und was Ihnen schadet. Nur so ist es möglich, für jede Krankheitsphase ein für Sie maßgeschneidertes Behandlungskonzept aufzubauen.

Hierzu gehören die zielgerichtete Bewegungstherapie ebenso wie eine hilfreiche psychosoziale Betreuung, Sprachtherapie und ein fein abgestimmter Medikamentenplan. Unser Ratgeber möchte Sie über all diese Themen informieren und Ihnen ein kleiner Wegbegleiter sein. Dabei wechseln sich medizinische, psychologische, physiotherapeutische und logopädische Erläuterungen und Anregungen ab.

Wir haben das Buch so aufgebaut, dass es für Sie eine Begleitung vom Anbeginn der Krankheit an ist. Die Symptome, ihre Ursachen und ihre pharmakologischen Behandlungsmöglichkeiten werden zusammen mit den gedanklichen und gefühlsmäßigen Reaktionen auf das körperliche Geschehen aufgegriffen. Es werden Möglichkeiten der konstruktiven Einstellung und des aktiven Umgangs bis hin zu genauen Trainings- und Übungsanleitungen gegeben. Auch die partnerschaftlichen Probleme, die Konsequenzen für das Alltagsleben (Beruf, Auto fahren ...) sowie die sozialrechtlichen Möglichkeiten im Verlauf der Erkrankung werden aus der Sicht erfahrener Therapeuten beleuchtet.

Die Parkinsonkrankheit verläuft zwar immer sehr individuell, zur besseren Übersichtlichkeit für Sie haben wir das Buch aber in drei große Teile gegliedert:

- In einem ersten Teil erfahren Sie etwas über die Anfangsphase einer jeden Parkinsonerkrankung, über das Geschehen rund um die Diagnosestellung sowie über die Entstehung dieser Krankheit.
- Der zweite Teil berichtet über die nächste Phase, in der es zu Veränderungen des Erkrankten kommt, die zu sichtbaren Symptomen führen.
- Der dritte Teil dieses Buches befasst sich dann mit dem fortgeschrittenen Krankheitsbild, bei dem das Leben durch (zeitweise) deutliche Beeinträchtigungen gekennzeichnet ist.

Sie haben also die Wahl:
Lesen Sie geleitet durch die Symbole:

für Medizin

für Psychologie

für Logopädie

für Physiotherapie

entweder (zunächst) nur die Teile einer Fachrichtung etwa unter der Fragestellung:

- Welche Symptome entwickeln sich im Verlauf der Krankheit?, oder
- wie baut sich der medikamentöse Detailplan auf?, oder
- welche bewegungstherapeutischen Übungen stehen am Anfang – wie reagiere ich auf weitere Symptome?, oder
- Sie lesen alles, von Beginn an.

Klären Sie beispielsweise als Angehöriger für sich durch die Lektüre der psychischen Probleme, warum Ihr Partner zunehmend depressiv reagiert. Hier wird erklärt, warum man sich nicht an das Kranksein gewöhnt.

Im Sommer 2000

Dr. med. Evelyn Ludwig
Dipl.-Psych. Renate Annecke
Elke Löbring
Isabel Fritsch

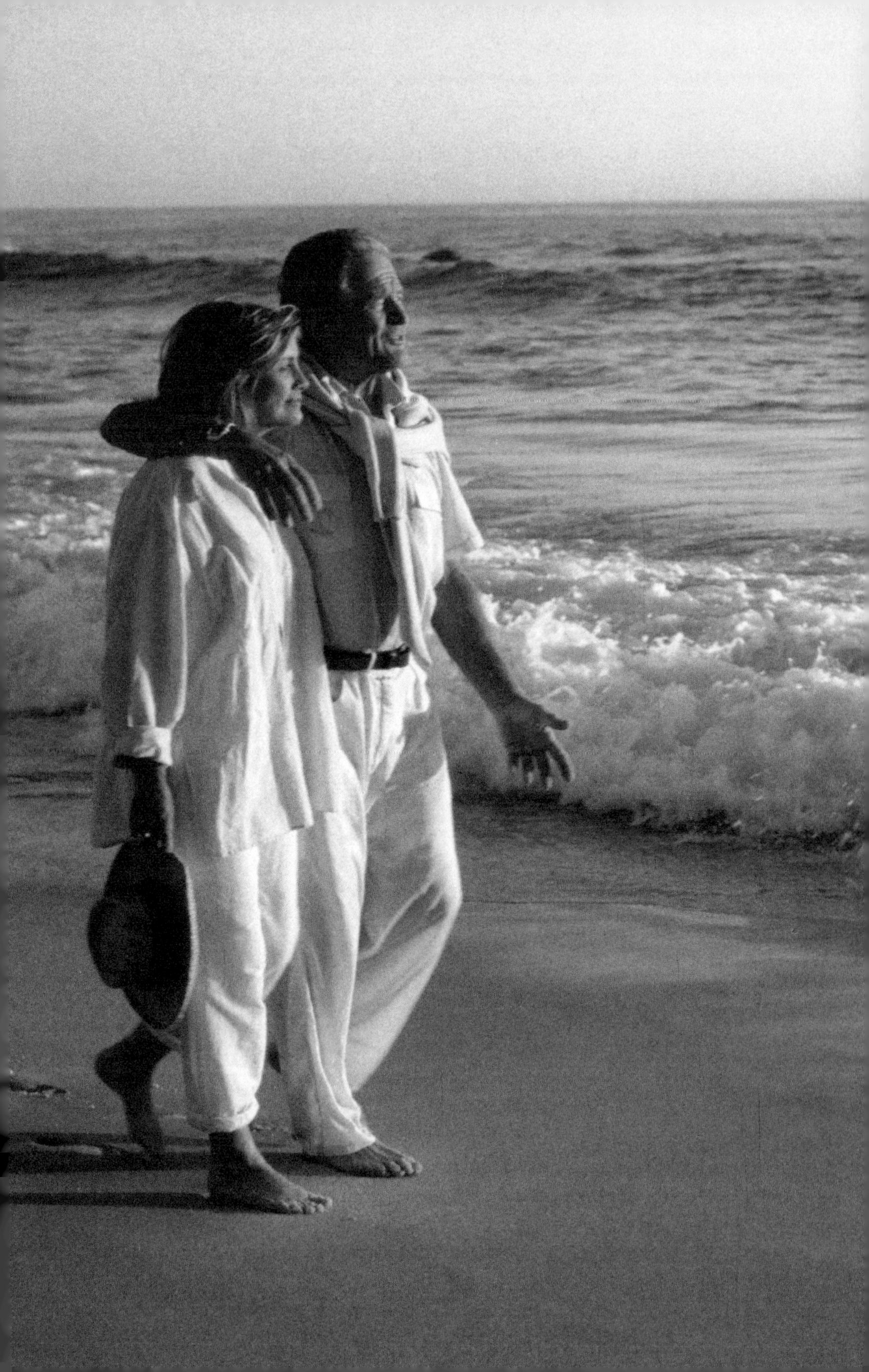

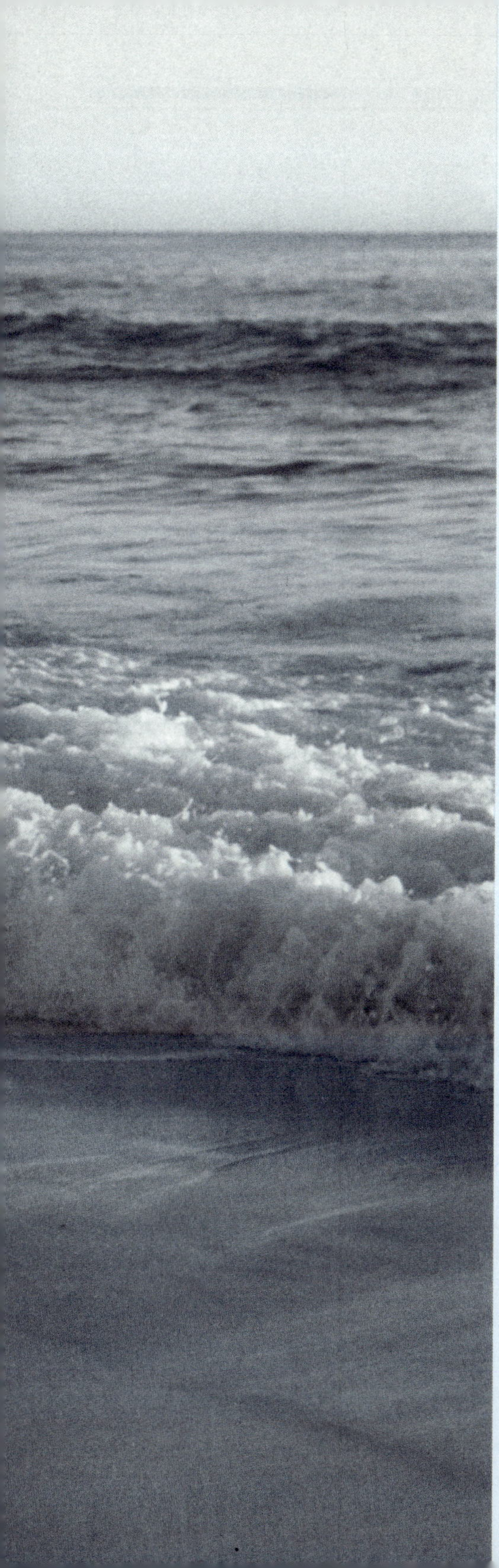

Phase 1

Das Geschehen rund um die Diagnosestellung

In diesem ersten Teil des Buches erfahren Sie, was Parkinson bedeutet und wie es zu dieser Erkrankung überhaupt kommt. Ferner zeigen wir Ihnen, was bei der Diagnosesuche auf Sie zukommt, welche Behandlungsmöglichkeiten es gibt und wie die optimale maßgeschneiderte Ersteinstellung aussehen kann.

Geschichte und Entstehung der Parkinsonerkrankung

Der Diagnose »Parkinson« stehen die meisten Patienten erst einmal hilflos gegenüber. Viele fragen sich: »Was bedeutet diese Krankheit eigentlich?« Unternehmen Sie mit uns einen kleinen Exkurs in die Vergangenheit und informieren Sie sich über das Vorkommen der Parkinsonerkrankung.

Eine »alte« Nervenkrankheit

Bei der Parkinsonkrankheit handelt es sich um eine der ältesten bekannten Erkrankungen des Nervensystems: Bereits jahrtausendealte Schriften der indischen Gesundheitslehre Ayurveda – dem »Wissen vom gesunden Leben« – beschreiben fragmentarisch Symptome dieser Erkrankung und Möglichkeiten ihrer Behandlung.

Berichte des griechischen Arztes Galen, der im 2. Jahrhundert n. Chr. lebte, im antiken Schrifttum lassen ebenso an das Krankheitsbild denken wie folgende durch den italienischen Naturforscher und Maler Leonardo da Vinci (1452-1519) überlieferte Schilderung: »....wenn Du sie, die Gelähmten, Frierenden und Angespannten, ihre zitternden Glieder bewegen siehst, Kopf und Hände, ohne Erlaubnis ihrer Seele, die mit all ihrer Kraft den Gliedern nicht zu verbieten vermag, zu zittern.«

Wie es zu der Begriffsfindung »Parkinsonkrankheit« kam

Die erste umfassende Darstellung haben wir jedoch James Parkinson (1755-1824), einem Londoner Vorstadtarzt, zu verdanken. Seine Abhandlung aus dem Jahre 1817 über Patienten mit »shaking palsy«, der »Schüttellähmung«, liefert eine brillante Beschreibung des Krankheitsbildes. Auffällig für Parkinson waren Symptome des Zitterns oder »Schüttelns« (dem so genannten Tremor) und der scheinbaren »Lähmung« (Akinese), die wir heute zutreffender als Bewegungsarmut bezeichnen.

Der französische Neurologe Jean Marie Charcot (1825-1893) benannte schließlich das dritte Krankheitssymptom, den Rigor, wie in der medizinischen Fachsprache die Muskelsteifigkeit bezeichnet wird. Charcot war es auch, der im Jahre 1884 der Schüttellähmung die Bezeichnung »Parkinson'sche Krankheit« verlieh.

Erste Behandlungsansätze bereits im 19. Jahrhundert

Den Grundstein für eine Behandlung legte 1867 Ordenstein, der Parkinsonpatienten Wurzelauszüge der Tollkirsche (Atropa belladonna) mit erstem Erfolg verabreichte.

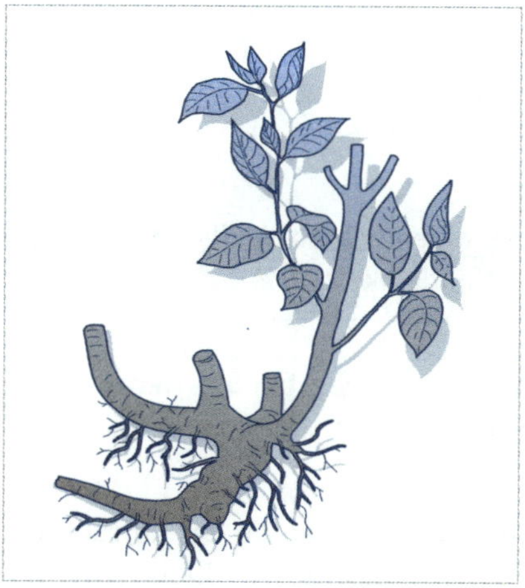

Die Tollkirsche (Atropa belladonna)

Noch im 19. Jahrhundert wurde vermutet, dass die verschiedenen Symptome auf einer gemeinsamen Ursache im Gehirn beruhen. Den Beweis lieferten zu Beginn des 20. Jahrhunderts Untersuchungen an Gehirnen verstorbener Parkinsonpatienten durch den Mediziner Tretiakoff. Die Befunde deuteten auf eine Störung in der Substantia nigra hin, eine in der Tiefe des Gehirns gelegenen, beim Gesunden schwarz gefärbten Nervenzellgruppe (siehe auch Abbildung Seite 20).

In der Folgezeit wurden viele Ansätze entwickelt, das Krankheitsbild weiter aufzuklären und die Behandlungsmöglichkeiten zu vertiefen. Aufbauend auf der guten Wirkung der Belladonnaextrakte gelang 1946 die Entwicklung der ersten synthetischen Präparate, der so genannten Anticholinergika.

Schon ein Jahr später versuchten amerikanische Neurochirurgen (Spiegel u.a.), Erkenntnisse aus der stereotaktischen Operationstechnik für Parkinsonpatienten nutzbar zu machen. Bei hohem Risiko und viel Aufwand waren die Ergebnisse jedoch ernüchternd: Eingriffe am Gehirn stellen keinesfalls für das Gros der Betroffenen eine Alternative dar.

Die wichtigste Erkenntnis in der Parkinsonforschung geht auf Birkmayer, Ehringer und Hornykiewicz zurück. Ende der 50-er Jahre entdeckten sie, dass im Gehirn Parkinsonkranker ein Mangel an einem Nervenbo-

Bekannte Parkinsonbetroffene

Die Parkinsonkrankheit kann jeden treffen. Medizinhistorischen Forschungen zufolge sollen beispielsweise der deutsche Gelehrte Wilhelm von Humboldt (1767-1835), aber auch der chinesische Staatsmann Mao Tse-tung (1893-1976) an der Parkinsonkrankheit gelitten haben. Der französische Maler Bernard Buffet (1928-1999) war trotz seiner Erkrankung bis ins hohe Alter schöpferisch tätig und erfolgreich. Eine Reihe prominenter Personen meistert ihr Leben mit der Erkrankung bewundernswert:

- Papst Johannes Paul II
- der deutsche Wagner-Tenor Peter Hofmann
- der amerikanische Boxweltmeister Muhammed Ali
- der US-Schauspieler Michael J. Fox

Sie alle tragen mit dazu bei, dass diese eigentlich so »stille« Krankheit stärker in das Bewusstsein der breiten Öffentlichkeit rückt.

tenstoff, dem so genannten Dopamin, vorliegt. Sie fanden heraus: Der Krankheitsprozess wird durch die Gabe der Vorstufe des Dopamins – dem L-Dopa – günstig beeinflusst.

Auf diese bahnbrechende Erkenntnis hin folgte im Laufe der Jahrzehnte bis heute die Entwicklung vielfältiger, hochwirksamer Medikamente. Im Wechselspiel zwischen Forschung und Praxis wurden auch die operativen Techniken immer weiter verfeinert.

Alles in allem trugen diese Entwicklungen dazu bei, betroffenen Patienten heute ein weit gehend normales und zufrieden stellendes Leben mit Parkinson zu ermöglichen.

Begriffsdickicht »Parkinson«?

Verwundert lesen Sie sicherlich immer wieder verschiedene Begriffe für ein und dieselbe Krankheit:

- Gebräuchlich sind heute die Begriffe
- Parkinsonkrankheit,
- Morbus Parkinson,
- Parkinson'sche Erkrankung,
- Parkinsonismus sowie
- idiopathisches Parkinsonsyndrom

Sie beschreiben die ohne erkennbare Ursache – »idiopathisch« – zustande kommende klassische Erkrankung. Mit etwa 80 Prozent umfasst sie die größte Gruppe der Betroffenen. Wie Sie später lesen werden (siehe ab Seite 25), findet sich nur in wenigen Fällen eine greifbare Ursache für die Ausbildung eines Parkinsonsyndroms (sekundäres Parkinsonsyndrom). Darüber hinaus gibt es eine ganze Reihe parkinsonähnlicher Störungen, die von der eigentlichen klassischen Krankheit abgegrenzt werden müssen. Diese Krankheitsbilder werden als atypische Parkinsonsyndrome bezeichnet.

Häufigkeit der Parkinsonkrankheit

Untersuchungen zum Vorkommen der Parkinsonerkrankung in verschiedenen Regionen der Welt zeigen sehr unterschiedliche Ergebnisse. Ob dem rassische Einflüsse oder umweltbedingte Faktoren zu Grunde liegen, ist nicht eindeutig geklärt. Für Deutschland liegen genaue Analysen zur Häufigkeit der Erkrankung nicht vor. Es wird jedoch vermutet, dass etwa 200 000 bis 250 000 Personen darunter leiden.

Wenn die Ergebnisse ausländischer Studien hochgerechnet werden, dürfte die Dunkelziffer etwa 25 Prozent betragen, also ungefähr 60 000 unbehandelte Betroffene. Frauen und Männer erkranken etwa gleich häufig. Am häufigsten treten die ersten Krankheitssymptome zwischen dem 50. und 60. Lebensjahr auf. In der Gruppe der über 65-jährigen finden sich, bezogen auf 100 Personen, 1 bis 2 von Parkinson betroffene Menschen. Mit zunehmendem Alter stellt sich die Erkrankung noch häufiger ein.

Andererseits ist man nie »zu jung« für die Parkinsonkrankheit. 5 bis 10 Prozent aller Patienten bemerken erste Symptome bereits vor dem 40. Lebensjahr. Man spricht in diesen Fällen auch von einem »young-onset-Parkinson-Syndrom« (englisch »young-onset« = in jungen Jahren beginnend).

Und selbst Jugendliche können schon betroffen sein (»juveniles Parkinsonsyndrom«, lateinisch »juvenil« = jugendlich). Infolge der steigenden Lebenserwartung wird die Zahl der Patienten in den nächsten Jahren auch noch weiter zunehmen. Aber auch durch verbesserte Möglichkeiten der Früherkennung erfahren immer mehr Betroffene eine hilfreiche Behandlung.

Was bei der Parkinsonkrankheit im Gehirn geschieht

Nachdem bei Ihnen die Diagnose »Parkinson« gestellt wurde, beginnen Sie sich auf die neue Situation – das Leben mit der Krankheit – einzurichten. Von Ihrem Arzt erhielten Sie bereits erste Informationen über die Natur Ihrer Erkrankung und haben jetzt erfahren, dass Sie aktiv etwas dagegen tun können. Sicher ist bei Ihnen der Wunsch entstanden, mehr über das Parkinsonsyndrom zu erfahren. Informieren Sie sich auf den folgenden Seiten über die Funktionsweise des Gehirns bei der Parkinsonkrankheit und über den Stand der Ursachenforschung. Lesen Sie, welche Rolle Giftstoffe und Medikamente bei der Auslösung eines Parkinsonsyndroms spielen und welchen Stellenwert man Erbfaktoren beimisst.

Wie unser Gehirn aufgebaut ist

Damit Sie besser verstehen, was bei der Parkinsonkrankheit im Gehirn vor sich geht, sollen Sie zunächst den Aufbau und die Arbeitsweise eines normalen Gehirns kennen lernen.

Gemeinsam mit dem Rückenmark bildet das Gehirn unser Zentralnervensystem. Das Gehirn reguliert sämtliche bewussten und auch die meis-

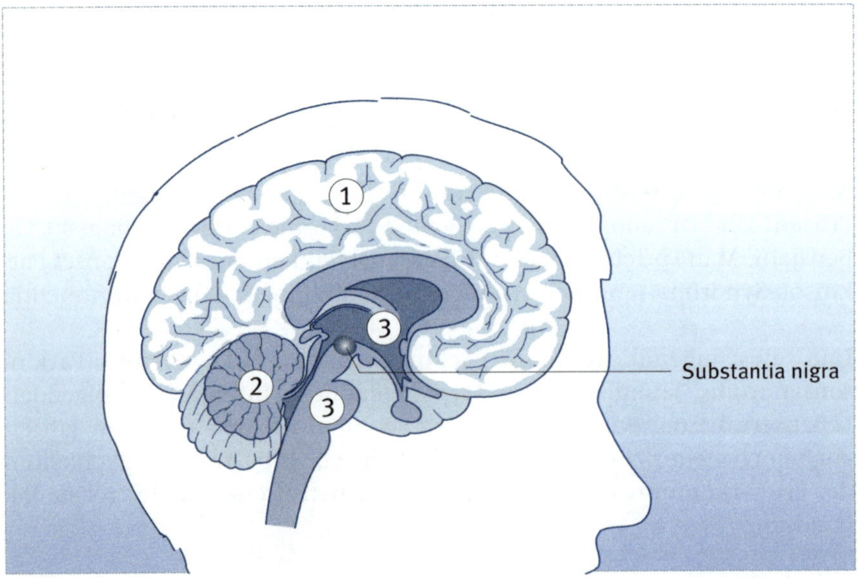

Das Gehirn ist Teil des Zentralen Nervensystems. 1 Großhirnrinde, 2 Kleinhirn, 3 Basalganglien. Hier liegt auch die Substantia nigra.

ten der unbewusst ablaufenden Körperfunktionen und stellt die Steuerzentrale unserer Persönlichkeit dar. Es setzt sich aus folgenden Teilen zusammen:

- Großhirn
- Hirnstamm mit Basalganglien
- Kleinhirn

Jeder Gehirnabschnitt existiert quasi als kleine Welt für sich und unterscheidet sich von den übrigen Teilen deutlich in Aufbau und den einzelnen Funktionen. Im Inneren durch Milliarden weiß aussehender Nervenfasern vernetzt, fügen sich die einzelnen Teile wieder zu einer Einheit zusammen. Unsere »grauen Zellen« hingegen bilden die so genannte Hirnrinde, die die »weiße Substanz« der Nervenfasern umkleidet.

Wie Bewegungsabläufe erlernt werden

Teile der Großhirnrinde fungieren als Kommandozentrale für die Planung und Ausführung bewusster, willkürlicher Bewegungen. Wollen Sie beispielsweise ein Klavierstück einüben und spielen die Anfangstakte das erste Mal, muss in bestimmten Nervenzellen des Großhirns zunächst einmal ein Bewegungsimpuls erzeugt werden.

Dieser wird als elektrisches Signal durch den Hirnstamm und das Kleinhirn geführt und erreicht über das Rückenmark und die Nerven des Armes schließlich die ausführenden Fingermuskeln. Dass die Bewegung richtig austariert wird, bewirken im Zusammenspiel mit dem Kleinhirn die Basalganglien (siehe Abbildung linke Seite). Die Basalganglien sorgen für die ausgewogene Koordination und ständige Kontrolle der einzelnen Bewegungsabläufe und regen ihrerseits das Großhirn zu weiteren Impulsen an.

Können Sie Ihr Klavierstück fließend auswendig spielen, ist die Steuerung der dazu nötigen Bewegungsabläufe bereits zu einer Aufgabe der Basalganglien und des Kleinhirns geworden. Damit ist die Großhirnrinde entlastet und wieder frei, Neues zu lernen.

So funktionieren Nervenzellen

Unser Gehirn setzt sich zusammen aus vielen Milliarden Nervenzellen. Wie in einem komplizierten elektrischen Schaltplan sind diese untereinander vernetzt, um Informationen auszutauschen. Hierzu werden winzige Ströme elektrisch aufgeladener Teilchen aufgebaut.

Damit es nicht ständig zu »Kurzschlüssen« kommt, umgeben hauchdünne, trennende Membranen die Nervenzellen. Soll nun eine Information zielgerichtet weitergegeben werden, wird das an der Kontaktstelle zweier Nervenzellen ankommende elektrische Signal mit Hilfe chemischer Botenstoffe blitzschnell umgesetzt und weitergeleitet.

Solche Botenstoffe nennt man auch Neurotransmitter (von griechisch neuron = Nerv, lateinisch transmittere = übersenden). Der Botenstoff, der bei der Parkinsonkrankheit die größte Rolle spielt, ist das Dopamin. Weitere Botenstoffe sind beispielsweise Acetylcholin, Glutamat und Serotonin.

Die Kontaktstelle zwischen zwei Nervenzellen wird als Synapse bezeichnet (griechisch synapsis = Verbindung).

Aufbau und Arbeitsweise dopaminerger Synapsen

Eine maßgebliche Bedeutung für die Parkinsonkrankheit haben die dopaminergen Nervenzellen. Dopaminerg bedeutet, dass diese Nervenzellen den Botenstoff Dopamin ausschütten. Das erfolgt immer dann, wenn ein elektrisches Signal die Kontaktstelle zwischen zwei dopaminergen Nervenzellen erreicht.

Der Botenstoff durchwandert dann einen kleinen Spalt und verbindet sich kurzzeitig mit speziellen Empfangseinrichtungen der nächstfolgenden Nervenzelle, den so genannten Dopaminrezeptoren (lateinisch recipere = aufnehmen). Damit wird erneut ein elektrisches Signal ausgelöst,

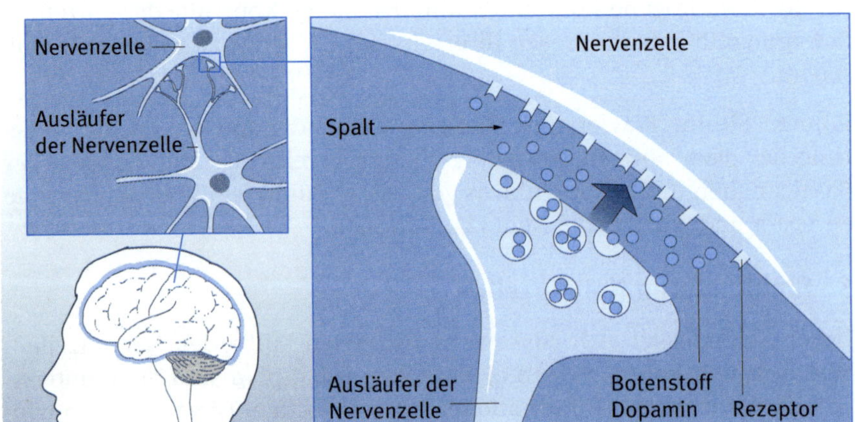

Die Nervenzellen im Gehirn stehen durch Botenstoffe miteinander in Verbindung.

das weitergeleitet werden kann. Die Hauptmenge des Dopamins wandert nach »getaner Arbeit« an seinen Ursprungsort zurück. Der kleinere Teil wird durch zwei Enzyme abgebaut: Die Catechol-o-methyl-transferase (COMT) und die Monoaminooxidase-B (MAO-B).

Nervenzellschwund in der Substantia nigra als Ursache für Parkinson

Bei der Parkinsonkrankheit kommt es allmählich zur Rückbildung einer bestimmten Nervenzellgruppe, die den Botenstoff Dopamin produziert. Diese Nervenzellgruppe, auf Grund ihrer dunklen Farbe »Substantia nigra« – schwarze Substanz – genannt, ist den Basalganglien zugehörig.

Die dunkle Verfärbung in der Substantia nigra entsteht durch den schwarzen Farbstoff Melanin, der wahrscheinlich beim Abbau von Dopamin freigesetzt wird. Auf einem Schnitt durch den Hirnstamm eines gesunden Menschen kann man diesen melaninhaltigen Zellverband bereits mit bloßem Auge erkennen. Beim Parkinsonkranken erscheinen die entsprechenden Abschnitte wesentlich heller, einer Narbe ähnlich.

Gebildet wird diese helle Narbe durch so genannte Stütz- oder Glia-Zellen (griechisch »glia« = Leim). Diese Zellen füllen die von der abgestorbenen Nervenzelle hinterlassene Lücke aus.

Der Mensch ist bei Geburt mit etwa 450 000 dopaminergen Zellen ausgestattet. Auch beim Gesunden nimmt diese Zahl im Laufe des Lebens ab und liegt im höheren Lebensalter bei etwa 150 000 bis 300 000.

Parkinsonbedingte Krankheitserscheinungen zeigen sich in der Regel erst, wenn die Basalganglien nur noch über 20-30 Prozent funktionstüchtiger dopaminproduzierender Nervenzellen verfügen.

Weitere Befunde bei der Parkinsonkrankheit

Seltener können auch andere Hirnregionen vom Zelluntergang betroffen sein. Beispielsweise lassen Teile des Riechhirns, die dopaminerge Zellen enthalten, den Nervenzellverlust erkennen. Diese Veränderungen treten recht frühzeitig auf und bedingen möglicherweise die bei der Parkinsonkrankheit oft zu beobachtende Riechschwäche. Es können sich auch geschädigte dopaminerge Nervenzellen in Körper- und Sinnesorganen finden, wie etwa dem Darm oder der Augennetzhaut.

Neben dem Nervenzellverlust gibt es einen zweiten charakteristischen Befund, die so genannten Lewy-Körperchen, wie sie nach ihrem Erstbeschreiber genannt werden. Sie sind als durchscheinende kugelige Gebilde in die Nervenzelle eingeschlossen.

Ob sie für den vorzeitigen Zelltod mitverantwortlich sind, ist noch unklar. Lewy-Körperchen treten allerdings nicht ausschließlich bei der Parkinsonkrankheit auf. Sie sind auch bei anderen neuro-degenerativen Erkrankungen nachweisbar. Daneben finden sie sich auch bei 10 Prozent gesunder älterer Menschen.

Botenstoffe auf der Waagschale

Innerhalb der Basalganglien regulieren vor allem die Botenstoffe Dopamin, Acetylcholin und Glutamat die zur Ausführung eines Bewegungsablaufs notwendigen Impulse. Hierzu müssen sie in einem ausgewogenen Verhältnis zueinander stehen.

Der Mangel an Dopamin bei der Parkinsonkrankheit hat zur Folge, dass nun die Botenstoffe Acetylcholin und Glutamat ein relatives Übergewicht erlangen. Aus dem Überschuss an Acetylcholin resultieren wahrscheinlich in erster Linie die Symptome des Zitterns (Tremor) und der erhöhten

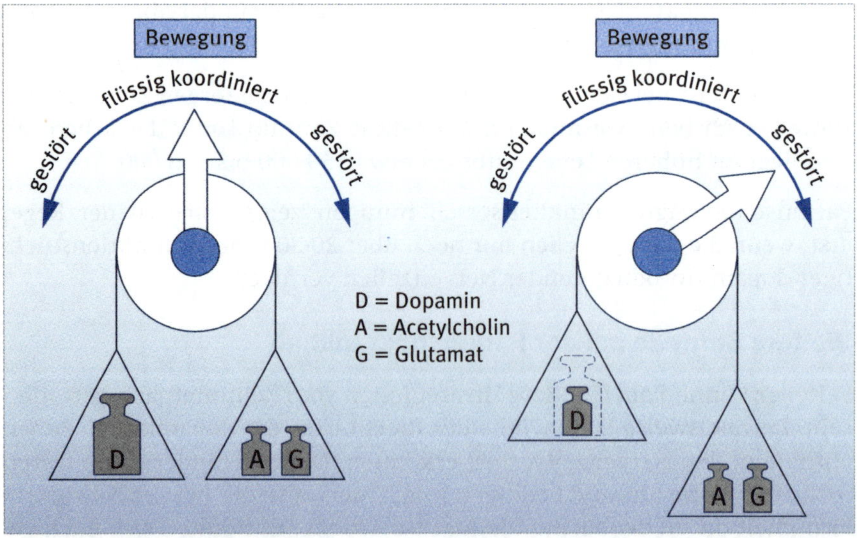

Ist das Gleichgewicht der Botenstoffe gestört, geraten auch die Bewegungen in der Folge aus dem Lot. Tremor, Rigor und Hypo- oder Akinese sind die Folge von zu viel Acetylcholin bzw. Glutamat.

Muskelspannung (Rigor). Ursache der Bewegungsarmut (Hypo- oder Akinese) ist vermutlich der Mangel an Dopamin, der zu einer ungenügenden Aktivierung der Großhirnrinde beiträgt.

In allen Einzelheiten ist die Funktionsweise der Basalganglien und ihre Kooperation mit anderen Hirnbereichen noch nicht geklärt. Es ist anzunehmen, dass sich noch eine Reihe weiterer uns noch nicht so gut bekannter Botenstoffe im Ungleichgewicht befindet. Neue Erkenntnisse der Wissenschaft zu diesen Fragen werden beitragen, auch andere typische Symptome der Parkinsonkrankheit – etwa im seelischen oder vegetativen Bereich – besser zu verstehen.

Wenngleich die strukturellen und biochemischen Vorgänge bei der Parkinsonkrankheit schon gut bekannt sind, wissen wir bis heute nicht, warum es überhaupt zu dem unaufhörlich fortschreitenden Nervenzelluntergang kommt. Abgesehen von wenigen Ausnahmen liegen die Ursachen für die Parkinsonkrankheit in den allermeisten Fällen noch im Verborgenen (= idiopathisches Parkinsonsyndrom).

Was man bisher über die Ursachen weiß

Nach wie vor ist die Forschung in weiten Teilen angewiesen auf Hypothesen (aufgestellten Vermutungen), die das Absterben der dopaminergen Nervenzellen erklären sollen.

Noch viele Fragezeichen zu den Ursachen

Die folgende Abbildung auf Seite 26 soll Ihnen diese Hypothesen zur Entstehung der Parkinsonerkrankung näher bringen.

Schon unter den Bedingungen des normalen Älterwerdens (1) nimmt die Zahl dopaminerger Nervenzellen ab, ohne dass sich deshalb jemals Parkinsonsymptome zeigen. Möglich wäre nun, dass ein anlagebedingtes beschleunigtes Altern (2) »sozusagen im Zeitraffer« die Krankheit manifest werden lässt. Auch über eine von Geburt an bestehende Minderausstattung mit dopaminergen Zellen (3) wird spekuliert. Nach einer weiteren Theorie wäre auch denkbar, dass ein Teil der dopaminergen Zellen durch eine kurzfristige heftige Schädigung (4) zu einem bestimmten Lebenszeitpunkt zu Grunde geht. Die Krankheit wird vor dem Hintergrund des weiterverlaufenden Alterungsprozesses dann erst später sichtbar.

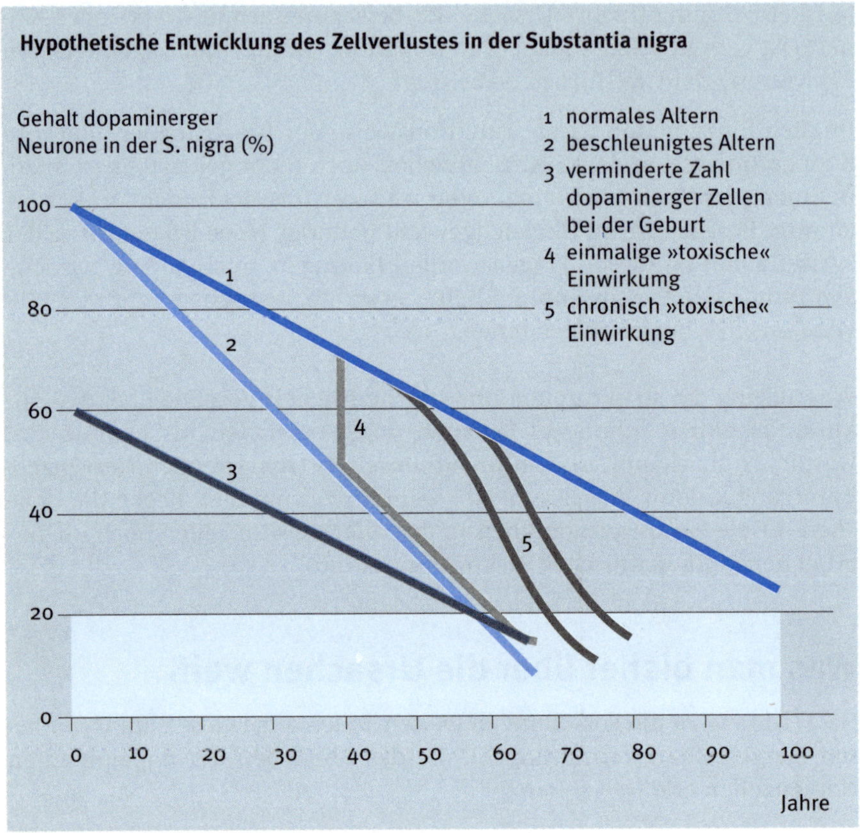

Möglicherweise verläuft der Zellverlust in der Substantia nigra auf die hier dargestellte Weise.

Schließlich sind über viele Jahre einwirkende toxische (griechisch toxisch = giftig wirkend) Ursachen (5) als auslösende Faktoren nicht auszuschließen, dazu zählen etwa bestimmte Umweltgifte.

Greifbare Ursachen sind eher rar

Wenn sich Parkinsonsymptome als Folge einer anderen Erkrankung oder Störung zeigen, spricht man von einem sekundären Parkinsonsyndrom. Bei etwa 10-20 Prozent der Parkinsonbetroffenen ist dies der Fall.

Bedingt durch die zu Grunde liegende Vorerkrankung ist die Schädigung des Nervensystems meist weit reichender als beim idiopathischen Parkinsonsyndrom. Die Ursachen können vielfältig sein.

Mögliche Auslöser eines sekundären Parkinsonsyndroms

- Hirndurchblutungsstörungen
- schwere Schädel-Hirn-Verletzungen
- Hirngeschwülste
- Entzündungen des Gehirns
- Medikamente
- Schad- oder Giftstoffe

Nicht selten kommt es im Rahmen von Durchblutungsstörungen des Gehirns zu einem sekundären Parkinsonsyndrom. Auch schwere Schädel-Hirn-Verletzungen, wie sie z. B. nach Unfällen auftreten, können die Dopamin bildenden Nervenzellen schädigen.

Verantwortlich für den so genannten »Boxer-Parkinsonismus« sind wiederholte K.-O.-Schläge, die zu winzigen Blutungen und Prellungen im Gehirn führen können. Eher eine Seltenheit in der Verursachung der Erkrankung stellen Hirngeschwülste dar. Sehr selten kommt es in heutiger Zeit im Zusammenhang mit Hirnentzündungen (Enzephalitis) zu Parkinsonsymptomen. Vereinzelt sind sie etwa begleitend bei der Multiplen Sklerose oder der Borreliose, einer durch Zeckenbiss zu Stande kommende Infektionskrankheit, zu beobachten.

Viren als Auslöser?

Dass auch Viren Parkinsonsymptome hervorrufen können, muss seit dem Auftreten der Spanischen Grippe vermutet werden. Viele Überlebende dieser zu Beginn des 20. Jahrhunderts weltweit um sich greifenden Epidemie erkrankten später an einem Parkinsonsyndrom. Bis heute ist jedoch kein Virus mehr bekannt geworden, das in ähnlich großem Ausmaß Parkinson auslösend war.

Vorsicht bei bestimmten Medikamenten!

Eine Parkinsonsymptomatik kann sich vorübergehend aber auch unter dem Einfluss einzelner Medikamente entwickeln. Am häufigsten handelt es sich um die so genannten typischen Neuroleptika – Substanzen, die zur Behandlung schwerer seelischer Störungen eingesetzt werden. Sie enthalten Wirkstoffe, die die Dopaminübertragung im Gehirn blockieren, ohne aber die Dopamin produzierenden Nervenzellen selbst zu schädigen. Andere Arzneistoffe entleeren die Dopaminspeicher der Nerven-

Für Interessierte

Bei der Spanischen Grippe handelte es sich um eine zwischen 1915 und 1927 weltweit grassierende Grippeepidemie, an der Millionen Menschen – zumeist jüngere – erkrankten. Die Erkrankung begann zunächst mit Anzeichen einer Erkältung und mit Fieber. Hinzu traten gestörte Augenbewegungen mit quälenden Blickkrämpfen sowie eine Zungen- und Schlundlähmung.

Typisch für diese Erkrankung war auch ein extremes Schlafbedürfnis im Wechsel mit starker Unruhe. Alle diese Symptome zeigten deutlich, dass die Erkrankung das Nervensystem mit einbezog.
Auf Grund der auffälligen Schlafneigung wurde das Krankheitsbild von dem österreichischen Nervenarzt Economo (1876-1931) als Enzephalitis lethargica (griechisch »lethargia« = Schlafsucht) bezeichnet. Als Auslöser hatte man ein Virus im Verdacht, wenngleich dieses nie nachgewiesen werden konnte. Der Behandlung waren enge Grenzen gesetzt. Man behalf sich mit Morphium, um die Kranken ruhig zu stellen.
Die Spanische Grippe forderte mehr Menschenleben als der 1. Weltkrieg Soldatenopfer. Auch der bekannte österreichische Maler Egon Schiele (1890-1918) infizierte sich bei der Pflege seiner erkrankten Frau und verstarb wie sie an dieser schweren Krankheit.
Diejenigen, die die Spanische Grippe überlebten, entwickelten später größtenteils ein Parkinsonsyndrom, man spricht von einem so genannten »postenzephalitischen Parkinsonsyndrom«, also im Gefolge einer Gehirnentzündung auftretend. Gefördert von der Königin Elena von Italien (1873-1952) entstanden für diese Patienten die ersten Parkinsonkliniken in Rom, Turin und Mailand. Königin Elena war auch Schirmherrin der ersten Spezialklinik für Parkinsonkranke in Deutschland, die 1937 in Kassel eröffnet wurde.

zellen. Hierzu gehört beispielsweise das heute immer seltener verwendete Blutdruckmittel Reserpin.

Auch die so genannten Kalziumantagonisten Flunarizin und Cinnarizin, oft verordnet bei Schwindel, sowie das Magenpräparat Metoclopramid können Zeichen eines Dopaminmangels hervorrufen. Fast immer bildet sich die Parkinsonsymptomatik wieder vollständig zurück, sobald das verursachende Medikament abgesetzt ist. Nur in ganz seltenen Fällen bleiben die Krankheitszeichen bestehen. Wahrscheinlich wird in diesen

Fällen eine bereits minimal vorhandene, bis dahin jedoch noch nicht erkennbar gewesene »echte« Parkinsonkrankheit »enttarnt«.

Zur Bedeutung von Gift- und Schadstoffen

Den Zusammenhang zwischen der Schadstoffbelastung und der Parkinsonerkrankung des Betroffenen aufzuklären ist eine Aufgabe speziell ausgebildeter Arbeitsmediziner.

Schwere akute Vergiftungen mit Mangan, Quecksilber, Kohlenmonoxid und Methanol können ein Parkinsonsyndrom hervorrufen. Hierbei treten die Symptome in engem zeitlichen Zusammenhang mit der Schädigung auf. Dieses so genannte toxische Parkinsonsyndrom kommt allerdings extrem selten vor.

Ungleich schwieriger ist die Beurteilung des Einflusses niedriger – so genannter »subtoxischer« – Dosen, die über längere Zeiträume einwirken. Die Schadstoffeinwirkung kann sich hierbei mit dem natürlichen Alterungsprozess überlagern. Hinzu kommt eine individuell unterschiedliche Reaktionsbereitschaft des Körpers auf diese Substanzen. Denn nicht jeder, der Umgang mit Schadstoffen hat, erkrankt auch an einem Parkinsonsyndrom.

Vor diesem Hintergrund richten sich künftige Forschungsziele zunehmend darauf, die genannten Risikofaktoren genauer abzugrenzen. Schließlich könnte eine detaillierte Kenntnis über die Ursachenvielfalt dazu führen, viele »idiopathische« Parkinsonerkrankungen neu zu bewerten.

Vor etwa 20 Jahren wurde in den USA mehr zufällig eine Chemikalie entdeckt, die ebenfalls Parkinsonsymptome auslösen kann. Es handelt sich um das Nervengift MPTP (abgekürzt für die chemische Bezeichnung 1-Methyl-4-Phenyl-1,2,3,6-tetrahydropyridin).

Die Substanz war Bestandteil eines Rauschmittels, das sich junge Drogenabhängige als Heroinersatz selbst hergestellt hatten. Aufmerksam wurde man, als die Jugendlichen bereits nach wenigen Wochen an dramatischen Parkinsonsyndromen erkrankten. Hirnuntersuchungen zeigten später, dass es bei den Betroffenen zu ausgeprägten Nervenzellzerstörungen in der Substantia nigra gekommen war.

Die Aufdeckung dieses Zusammenhangs hat eine fieberhafte Suche nach gleichartig wirkenden Stoffen ausgelöst. Zunehmend in Verdacht geraten, ein Parkinsonsyndrom zu verursachen, sind bestimmte Pflanzenschutzmittel, die die chemischen Stoffe Cyperquat und Paraquat enthalten. Im Tierversuch wirken diese ähnlich wie MPTP nervenzellzerstörend.

Schlüssige Beweise zur Schädlichkeit von Pflanzenschutzmitteln und Insektenvernichtern beim Menschen fehlen jedoch bislang. Auch groß angelegte Untersuchungen zur Erkrankungshäufigkeit von Personen, die in ländlicher Umgebung leben, konnten keine sicheren Zusammenhänge aufdecken.

Die Rolle von freien Radikalen

Die Erforschung des Nervengiftes MPTP hat auch zur Aufklärung der Stoffwechselvorgänge in der Substantia nigra beigetragen. Bei Abbau von Dopamin durch das Enzym MAO-B (siehe Seite 23) und durch Oxidationsvorgänge entstehen aggressive Verbindungen, die als so genannte »freie Radikale« die Nervenzellhüllen angreifen können. Dieser Vorgang wird als »oxidativer Stress« bezeichnet.

Auch körpereigene und -»fremde« Zellgifte wie MTPT verursachen »oxidativen Stress«. Normalerweise verfügen die Nervenzellen über genügend Abwehrmöglichkeiten, diese schädlichen Abfallprodukte schnell zu beseitigen. Wenn allerdings das empfindliche Gleichgewicht zwischen Radikalenentstehung und ihrer Entsorgung gestört ist, führt das Übermaß der aggressiven Substanzen zum Nervenzelltod. Dass solche Vorgänge bei der Parkinsonkrankheit ablaufen, ist inzwischen sicher belegt. Wie wir inzwischen wissen, ist die Substantia nigra, verglichen mit anderen Hirnbereichen, für oxidativen Stress sogar besonders anfällig.

Erbliche Einflüsse nicht überbewerten

Oft wird die Frage gestellt: »Habe ich die Krankheit geerbt? Werde ich sie womöglich an meine Kinder weitergeben?« Für die große Mehrheit der Parkinsonbetroffenen sind diese Sorgen überflüssig. Neueren Untersuchungen zufolge erkranken Angehörige Parkinsonkranker nur unwesentlich häufiger.

Lediglich in einigen Ausnahmen konnten die Wissenschaftler eine heiße Spur verfolgen. 1996 wurde eine große italienisch-amerikanische Familie entdeckt, in der die Parkinsonkrankheit gehäuft auftrat. Später machten Forscher ähnliche Familien in Japan, Dänemark und Deutschland ausfindig. Als Ursache zeigten sich in sämtlichen Familien verschiedene Varianten veränderter Erbanlagen, nämlich durch Mutationen verwandelte Gene. Der zeitlichen Reihenfolge ihrer Entdeckung nach wurden diese Gene als Park-1-, Park-2- und Park-3-Gen bezeichnet. Weitere Genorte werden noch vermutet. Aufschlussreich ist, dass das Park-1-Gen gleichzeitig für die Herstellung eines Eiweißstoffes, des Alphasynukleins, zuständig ist. Möglicherweise wird die Substanz in dem veränderten Gen nicht ausreichend abgebaut, lagert sich im Gehirn ab und schädigt die dopaminergen Nervenzellen. Die genaueren Zusammenhänge müssen jedoch noch aufgeklärt werden. Alphasynuklein lässt sich auch in den Lewy-Körperchen nachweisen, die bei der Parkinsonkrankheit in der schwarzen Substanz angereichert sind (siehe Seite 20).

Bemerkenswert beim Park-3-Gen ist, dass nicht alle Familienmitglieder, die diese Erbveränderungen aufweisen, auch an Parkinson erkranken. Symptome treten nur bei 40 Prozent der betroffenen Personen auf. Auf die Mehrzahl der Patienten mit idiopathischem Parkinsonsyndrom sind diese Ergebnisse jedoch nicht ohne weiteres übertragbar, denn derartige Erbveränderung kommt außerordentlich selten vor.

Die Parkinsonerkrankung ist nach wie vor keine klassische Erbkrankheit.

Die Krankheit wird in der Regel nicht vererbt

Zusammenfassend können wir Ihnen an dieser Stelle einige der immer wieder in diesem Zusammenhang gestellten Fragen an uns beantworten:

Nein, Sie haben die Erkrankung nicht direkt geerbt und Sie werden sie auch nicht an Ihre Kinder weitergeben. Sie brauchen sich nicht gegenüber Ihren Kindern schuldig fühlen. Sie können oder sollten sogar auch damit aufhören, sich mit den Fragen nach dem

- Warum?
- Was habe ich falsch gemacht?
- Was hätte ich in meinem Leben anders machen sollen?
- Wo war ich leichtsinnig oder fahrlässig?

zu quälen.

Es liegt nicht in der Hand des Einzelnen, durch seine Lebensführung diese Krankheit zu vermeiden, nach unserem heutigen Wissen kommen bei der Ausbildung einer Parkinsonerkrankung viele (unvermeidbare) und zufällige Ereignisse zusammen.

Gifte und Gene – Schlüssel für das Verständnis der Krankheitsentwicklung?

Weltweit wird an der Aufklärung möglicher Erbeinflüsse gearbeitet. Im Zusammenhang mit der Erkenntnis, dass auch Umweltgifte krankheitsvermittelnd sein können, muss angenommen werden, dass beim idiopathischen Parkinsonsyndrom mehrere, noch nicht genügend greifbare Ursachen zusammentreffen. Denkbar wäre demnach, dass Parkinsonpatienten anlagemäßig bedingt bestimmte Substanzen schlechter entgiften können als gesunde Personen.

Wie bei einigen anderen chronischen Erkrankungen, etwa bei Rheuma oder Bluthochdruck, könnte das Zusammenwirken vieler Faktoren krankheitsbegünstigend sein. Auch wenn die Wissenschaft bisher nur einen kleinen Teil der Parkinsonerkrankungen ursächlich aufzuklären vermag, besteht die Hoffnung, den Krankheitsprozess dadurch besser zu verstehen. Das ist die Voraussetzung dafür, Medikamente zu entwickeln, die nicht nur die Krankheitssymptome lindern, sondern den Nervenzelluntergang im Gehirn bremsen oder sogar gänzlich verhüten.

Seltene erbliche Formen der Parkinsonkrankheit

Das Risiko an Morbus Parkinson zu erkranken ist bei Familienangehörigen von Parkinson-Patienten nur ganz minimal erhöht. Lediglich in wenigen Familien lässt sich eine klare Erblichkeit nachweisen. Hier sind dann überraschend viele Familienmitglieder von der Erkrankung betroffen.

Die Vererbung einer Erkrankung unterliegt festen Regeln. Sie kann einem autosomal-dominanten oder einem autosomal-rezessiven Erbgang folgen. Was bedeutet das?

Bei autosomal-dominantem Erbgang reicht bereits eine krankhaft veränderte Erbanlage (Gen) aus, die von einer Generation zur nächsten weitergegeben wird, um die Erkrankung zum Ausbruch zu bringen. Hingegen sind bei autosomal-rezessiven Erbgängen zwei krankhaft veränderte Erbanlagen erforderlich, die in einer Person zusammentreffen müssen, um die Erkrankung manifest werden zu lassen (sie bricht aus). Besitzt eine Person nur ein krankhaft verändertes Gen, so prägt sich die Krankheit nicht aus, das heißt der Betreffende ist gesund. Sämtliche Erbanlagen (Gene) sind in so genannten Chromosomen enthalten. Der Mensch besitzt 46 Chromosomen, die paarweise in jeder Zelle angeordnet sind. Für die ganz seltenen erblichen Formen der Parkinsonkrankheit sind weltweit bisher weniger als ein Dutzend großer Familien beschrieben.

Park-1: Das erste Parkinson-Gen

1996 war es erstmals in den USA gelungen, einen Genort für eine autosomal-dominante Form der Parkinsonkrankheit mit Hilfe eines großen italienisch-amerikanischen Stammbaums zu finden. Das ursächlich veränderte Gen lag auf dem Chromosom 4.

Park-2: Bei sehr jungen Menschen gefunden

In Japan wurde ein schon sehr früh einsetzender Parkinsonismus beschrieben. Diese Form prägt sich bei den betroffenen Personen bereits im 2. bis 3. Lebensjahrzehnt aus und wird autosomal-rezessiv vererbt. Neben den typischen Symptomen Rigor, Tremor und Akinese sind auch Verkrampfungen der Füße (Fußdystonien) typisch. Diese Erkrankung verläuft glücklicherweise sehr mild und spricht gut auf L-Dopa an. Der Genort wurde auf dem Chromosom 6 lokalisiert. Das Gen trägt auch den Namen Parkin. Diese Form des Parkinson-Syndroms ist bei uns, wenn sie überhaupt vorkommt, außerordentlich selten.

Park-3: Eine erbliche Variante der Parkinsonkrankheit in deutschstämmigen Familien

In drei deutschen und einer dänischen Familie mit Parkinsonkrankheit wurde ein weiteres krankhaftes Gen für eine erbliche Form auf dem Chromosom 2 identifiziert. Wie bei Park-1 wird die Erkrankung hier autosomal dominant weitervererbt. Bemerkenswert ist jedoch, dass nicht alle Träger der krankhaften Erbanlage trotz des autosomal-dominanten Erbgangs Parkinsonsymptome zeigen. Dieses Phänomen bezeichnet man auch als verminderte Penetranz. Das durchschnittliche Erkrankungsalter in diesen Familien wird mit etwa 59 Jahren (45-82 Jahren) angegeben. Da auch diese Erbveränderung extrem selten vorkommt, hat sie für die Mehrzahl der Erkrankten, die unter dem idiopathischen Parkinson-Syndrom leiden, keine Bedeutung. Das heißt, die Parkinsonkrankheit ist für die große Mehrheit der Patienten nach wie vor keine typische Erbkrankheit.

Die Diagnosesuche

Fast immer beginnt die Parkinsonkrankheit mit Befindlichkeitsstörungen, die diskret und vieldeutig sind. Erst nach und nach gewinnen diese an Kontur und können dann als Symptom vom Arzt wahrgenommen werden. In diesem Kapitel erfahren Sie etwas über diese ersten Krankheitszeichen, über die Hauptsymptome sowie über die Untersuchungsverfahren, mit denen eine sichere Diagnose möglich ist.

Die ersten Krankheitszeichen sind eher uncharakteristisch

Manchmal spürt man als Betroffener anfangs lediglich eine häufiger auftretende Müdigkeit und eine rasche Erschöpfbarkeit. Auch ein inneres Vibrieren oder gesteigerte Nervosität können die Erkrankung einleiten. Viele Parkinsonkranke fühlen sich auch beunruhigt durch ziehende oder krampfartige Muskelschmerzen, ähnlich einem »Dauermuskelkater«. Unlust und bedrückte Stimmung können sich einstellen. Das Nachlassen von Entscheidungsfreude und Lebhaftigkeit fällt nicht selten den Angehörigen zeitiger auf als den Betroffenen selbst.

Alle diese auf den ersten Blick vage erscheinenden Beschwerden können bereits Vorboten der später auftretenden drei Hauptsymptome der Parkinsonkrankheit sein: dem Rigor, dem Tremor und der Akinese (siehe ab Seite 37).

Ansprechpartner in dieser Phase ist in der Regel der Hausarzt. Er wird auch an den Beginn anderer Erkrankungen denken und beispielsweise ei-

Befindlichkeitsstörungen, die den Parkinson-Hauptsymptomen vorausgehen können:

- Steifigkeitsgefühl, Muskel- und Gelenkschmerzen (→ Rigor)
- Innere Unruhe, Nervosität (→ Tremor)
- Körperliche Verlangsamung, Nachlassen von Lebhaftigkeit und Leistungsfähigkeit (→ Akinese)

ne Schilddrüsenstörung, Rheuma oder eine Depression ausschließen. Bei näherem Hinsehen lassen sich zu diesem Zeitpunkt oft schon erste Einschränkungen in der Beweglichkeit erkennen, die auf eine Störung im Nervensystem hindeuten. Da die Nervenzellveränderung in der Substantia nigra fast immer einseitig beginnt, macht sich die Bewegungsstörung zunächst auch nur auf einer Körperhälfte bemerkbar.

Neurologische Frühsymptome

So kann beim Gehen auffallen, dass ein Arm des Patienten vermindert mitschwingt oder aber ein Bein nachgezogen wird. Bei Aufregung kann die Hand zittern. Handgriffe, die Geschicklichkeit erfordern, fallen schwerer, sei es das Binden des Schnürsenkels oder das Zuknöpfen der Jacke. Schließlich verraten auch verringertes Mienenspiel, eine leise Stimme sowie eine verkleinerte Schrift das beginnende Parkinsonsyndrom.

Ein spezieller Fragebogen kann helfen, möglichst frühzeitig an die Diagnose Parkinsonkrankheit zu denken. Er wurde vom ärztlichen Beirat der Deutschen Parkinson Vereinigung e. V. entworfen.

Welche Untersuchungen auf Sie zukommen

Bis heute gibt es keine objektiven Methoden, etwa Labortests, um die Parkinsonkrankheit nachzuweisen. Der Arzt kann die Diagnose immer nur klinisch anhand seines erhobenen Befundes stellen. Richtungsweisend sind dabei die Angaben, die er dem Gespräch mit Ihnen entnimmt sowie die Ergebnisse der körperlich-neurologischen Untersuchung.

Da die Krankheit sich schleichend entwickelt und am Anfang vielgestaltig sein kann, ist es bisweilen nötig, bestimmte Grenzbefunde etwas länger im Auge zu behalten und diese in ihrem Verlauf zu beobachten. Wie in einem Puzzle ergeben dann bestimmte Symptome ein Bild, das den Verdacht in Richtung der Erkrankung lenkt (siehe »Das diagnostische Gespräch«, S. 37).

Die körperlich-neurologische Untersuchung

Nach dem Gespräch, in welchem Ihr Arzt aufmerksam Ihre Mimik, aber auch Ihre Stimme und Ihr Sprechen registriert hat, wird er Sie einige Schritte im Zimmer auf und ab gehen lassen.

Selbst-Check

Früherkennung der Parkinsonkrankheit

Wenn Sie mehr als 3 der folgenden 10 Fragen mit »Ja« beantworten, gehören Sie zu den Personen, die erste Anzeichen von Parkinson haben könnten.

	Ja	Nein
1. Kommt es vor, dass Ihre Hand zittert, obwohl sie entspannt aufliegt?	☐	☐
2. Ist ein Arm angewinkelt und schlenkert beim Gehen nicht mit?	☐	☐
3. Haben Sie eine vornüber gebeugte Körperhaltung?	☐	☐
4. Haben Sie einen leicht schlurfenden Gang oder ziehen Sie ein Bein nach?	☐	☐
5. Haben Sie einen kleinschrittigen Gang und kommt es häufig vor, dass Sie stolpern oder stürzen?	☐	☐
6. Leiden Sie an Antriebs- und Initiativemangel?	☐	☐
7. Haben Sie häufig Rückenschmerzen im Nacken-Schultergürtel-Bereich?	☐	☐
8. Haben Sie bemerkt, dass Sie sich von Ihren Freunden und Angehörigen zurückziehen, dass Sie Kontakte meiden und zu nichts Lust haben?	☐	☐
9. Haben Sie Veränderungen in Ihrer Stimme bemerkt? Ist sie monotoner und leiser als früher oder hört sie sich heiser an?	☐	☐
10. Haben Sie eine Verkleinerung Ihrer Schrift bemerkt?	☐	☐

Suchen Sie daher bei den ersten Veränderungen, die Sie beunruhigen oder Ihren Angehörigen aufgefallen sind, Ihren Arzt auf. Je frühzeitiger die Diagnose gestellt wird, umso eher kann eine individuelle Therapie begonnen werden und umso besser können Sie sich auf die Erkrankung einrichten und sie in Ihre weitere Lebensplanung mit einbeziehen.

Das diagnostische Gespräch

Bei einem ersten Gespräch ist der Arzt darauf angewiesen, möglichst viele Informationen von Ihnen zu erhalten. Scheuen Sie sich auch nicht, Begebenheiten, die Ihnen aufgefallen sind, zu erwähnen, auch wenn Ihnen diese unwesentlich erscheinen. Im ärztlichen Gespräch wird man Sie nach den Anfangssymptomen fragen. Richtungsweisend ist oft, wenn diese einseitig begonnen haben. Bringen Sie auch eine Liste aller Ihrer Medikamente, die Sie zum derzeitigen Zeitpunkt einnehmen, mit.

Wie wir bereits gesehen haben, können ja auch bestimmte Medikamente ein Parkinsonsyndrom auslösen (siehe Seite 27).

Schließlich ist es für den Arzt auch wichtig zu wissen, ob im Umfeld Ihrer Familie bereits weitere Parkinsonerkrankungen aufgetreten sind.

Er wird beobachten, ob Sie kürzere Schritte machen, einen Arm weniger mitschwingen oder beim Herumdrehen mit den Füßen am Boden haften bleiben. Um zu beurteilen, wie Sie das Gleichgewicht halten können, wird er Sie im Stehen leicht anstoßen. Ein Schreibtest zeigt an, ob Ihre Schrift kleiner oder zittriger geworden ist.

Zur Einschätzung des Rigors, der erhöhten Muskelspannung, sollten Sie möglichst entspannt liegen. Der Arzt wird Arme und Beine durchbewegen und auf die Stärke des Muskelwiderstandes achten. Gelegentlich kann er ein »Zahnradphänomen« auslösen. Der Widerstand der Muskeln gibt hierbei mehrmals ruckartig nach (siehe Abbildung).

Weiter werden Sie bei der Untersuchung aufgefordert, Ihre Hände wie beim Einschrauben einer Glühbirne schnell zu drehen (siehe Abbildung). Bei der Parkinsonkrankheit sind diese Drehbewegungen verlangsamt oder stockend.

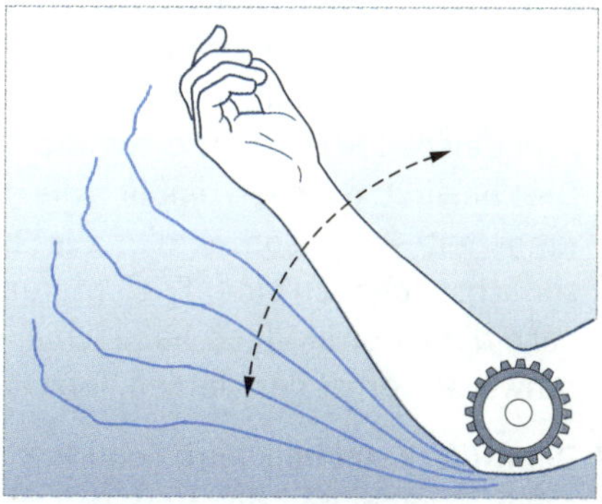
Das »Zahnradphänomen«

Vermutet der Arzt eine starke Anspannung der Nackenmuskeln, wird er den so genannten »Kopfkissentest« durchführen. Hierzu hebt er den Kopf des Patienten leicht an und zieht die unterstützende Hand plötzlich weg. Bei ausgeprägtem Nackenrigor sinkt der Kopf nur ganz langsam auf das Kissen zurück (siehe Abbildung S. 39).

Gefühle und Gedanken während der Suchphase

Die Suchphase ist für fast alle Betroffenen sehr schwierig und belastend. Viele wollen zu Beginn nicht wahrhaben, dass sich ihr Körper verändert anfühlt und zögern den Arztbesuch lange hinaus.
Oft sind es dann auch die Partner und gar nicht die Betroffenen selbst, die mit ihrem Drängen den Prozess in Gang setzen und damit das, wovor eine völlig unbestimmte Angst die Menschen zurückhält: Sich mit der Möglichkeit einer Krankheit auseinander setzen zu müssen; lieber handeln sie nach dem Motto: »Was ich nicht weiß, macht mich nicht heiß.«
Andererseits beschreiben Parkinsonbetroffene eine fortlaufende Unruhe, da die bemerkten Veränderungen nicht nachlassen, sondern im Gegenteil stärker werden.

Hier gilt es, den Tatsachen aktiv und sachlich ins Auge zu sehen. Probleme – auch gesundheitliche – können nur gelöst werden, wenn man sich ihnen stellt, also sie erkennt und benennt. Wer sich erst gar nicht mit einer möglichen Krankheit auseinander setzt, stellt dadurch eventuell bereits die Weichen für eine spätere Denkweise, in der Hoffnungslosigkeit, Verlust und Passivität dominieren.

Leider kann die Suchphase auch beim besten Willen und Wollen des Patienten manchmal negativ verlaufen:
Es existieren sehr viele Schilderungen von Patienten über Odysseen von Arzt zu Arzt, von einer erfolglosen Behandlung zur nächsten, bei der die unterschiedlichsten angeblichen Beschwerden behandelt wurden, wie zum Beispiel Schulter-Arm-Syndrom, Depression etc.
Dies bewirkt, dass letztendlich die definitive Diagnose der neurologischen Krankheit Parkinson – die alle bisher erlebten Symptome erklärt – zunächst sogar zu einer Erleichterung bei den betroffenen Patienten führt, nach dem Motto: »Jetzt habe ich endlich Klarheit, jetzt werden meine Beschwerden ernst genommen, jetzt kann mir endlich geholfen werden!«

Denn die Krankheit Parkinson hat gegenüber vielen anderen neurologischen Krankheiten den Vorteil, dass bei ihr eine große Zahl von Medikamenten und Selbstbeeinflussungsmöglichkeiten vorhanden sind.
Jeder Mensch fühlt sich mit einer Therapie, die der Arzt seines Vertrauens einsetzt, gleich ein bisschen besser. Die Möglichkeiten der positiven Selbstbeeinflussung sind nicht so bekannt, viele haben zunächst auch eine gewisse Scheu vor der Selbstverantwortung, die aber bald verfliegt.

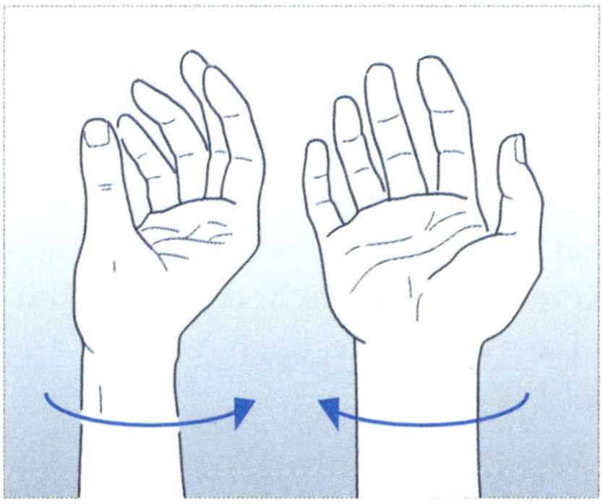

»Drehen«

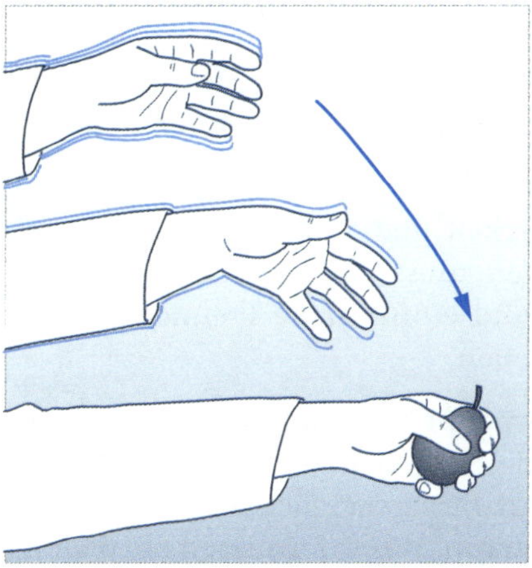

Der Tremor, vom Laien oft als parkinsontypisch betrachtet, erfordert genauestes Hinsehen. Für den Arzt stellt sich die Aufgabe, hiervon eine andere häufige Form, den essenziellen Tremor (siehe Seite 43) abzugrenzen.

Der typische Parkinsontremor zeigt sich bei entspannter Haltung in Arm oder Bein und verschwindet beim Bewegen, etwa dem Zufassen mit der Hand (siehe nebenstehende Abbildung). Wie andere Tremorformen auch verstärkt er sich bei Aufregung.

◀ Der Tremor verschwindet beim Zufassen mit der Hand.

▼ »Kopfkissentest«

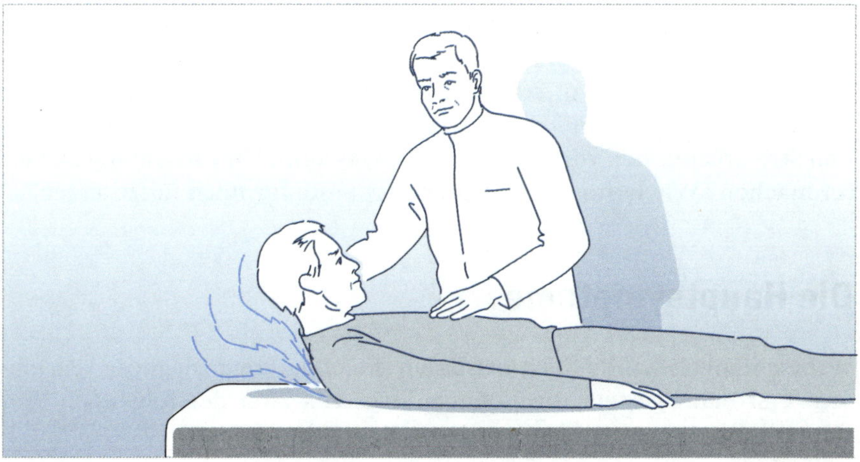

Die Diagnose ist gesichert

Zielsetzung frühzeitiger Informationen

Die spontane Erleichterung über das Ende der Ungewissheit (»Endlich weiß ich, was mit mir los ist«) wird oft direkt durch einen Schock abgelöst: »Ich habe eine neurologische Krankheit, die bis heute nicht heilbar ist, sondern langsam fortschreitet! Das ist ja schrecklich, womit habe ich das verdient? Jetzt ist alles aus, das ist das Ende«.

Diese Reaktion ist für uns alle typisch: Wir setzen uns in der Regel in den Zeiten der Gesundheit nicht mit Krankheiten auseinander und informieren uns nicht über die Vielzahl an psychischen und körperlichen Erkrankungen unseres Organismus. Deshalb stehen wir mehrheitlich völlig unvorbereitet und hilflos vor dieser Situation. Viele sprechen mit niemandem außer dem Partner über die Diagnose, sie können nicht einmal daran denken, ohne verzweifelt weinen zu müssen.

Aber je schneller die Zeit der Hilflosigkeit und Starre überwindbar ist, desto besser sind die Chancen für einen konstruktiven Umgang mit der Krankheit. Verständnisvolle Partner und einfühlsame Freunde können jetzt helfen, die Weichen richtig zu stellen.

Der Angst, die die Diagnose hervorgerufen hat, ist im ersten Schritt gut durch Informationen zu begegnen. Informationen, die nach dem Benennen von Problemen auch sofort Bearbeitungsmöglichkeiten anbieten. Diese Schritte wollen wir im Folgenden tun. Wir informieren Sie über alles Wissenswerte aus dem medizinischen Bereich, damit Sie das Handeln Ihres Arztes verstehen und unterstützen können. Wir zeigen Ihnen hilfreich gedankliche und gefühlsmäßige Einstellungen auf, die helfen können, den Organismus zu stabilisieren. Wir beschreiben den negativen Einfluss von Angst, Panik und Stress und stellen Ihnen typische Angst- und Stressreaktionen vor mit dem Ziel: »Was kann ich von Anfang an besser machen? Wie lerne ich zu Beginn, das Beste für mich umzusetzen?«.

Die Hauptsymptome

Wahrscheinlich wurde auch bei Ihnen die endgültige Diagnose »Parkinson« erst dann gestellt, nachdem mindestens zwei der folgenden drei Hauptsymptome erkennbar wurden:

- Akinese: Bewegungsverarmung
- Rigor: Muskelspannung
- Tremor: Zittern

Im Folgenden können Sie lesen, welche Merkmale diesen Symptomen zugeordnet werden.

Akinese – wenn die Bewegungen langsamer werden

Unter dem Begriff Akinese (griechisch »a» = ohne, fehlend und »kinesis« = Bewegung) versteht man das völlige Fehlen willkürlicher und spontaner Bewegungen. Dieser Begriff wurde traditionell beibehalten, wenngleich er der Bewegungsstörung bei der Parkinsonkrankheit nur unvollständig gerecht wird. Zutreffender ist es, von Bradykinese (»brady« = langsam) oder Hypokinese (»hypo« = unter, darunter) zu sprechen, wenn Körperbewegungen verlangsamt oder vermindert sind.

Als Betroffener spürt man das am ehesten bei »feinen« Tätigkeiten wie dem Zuknöpfen von Kleidungsstücken oder dem Anlegen der Armbanduhr, vielleicht auch bei handwerklichen Tätigkeiten oder beim Musizieren. Ebenso kann bei willkürlichen Handlungen – wie dem Aufstehen aus einem Stuhl – der Bewegungsstart verzögert sein. Ähnliche »Startstörungen« können auch die ersten Schritte beim Gehen erschweren. Die Beine scheinen dann geradezu am Boden festzukleben. So genannte »Engpassstörungen« liegen vor, wenn es für den Betroffenen schwierig wird, zügig eine Tür oder einen schmalen Gang zu durchqueren.

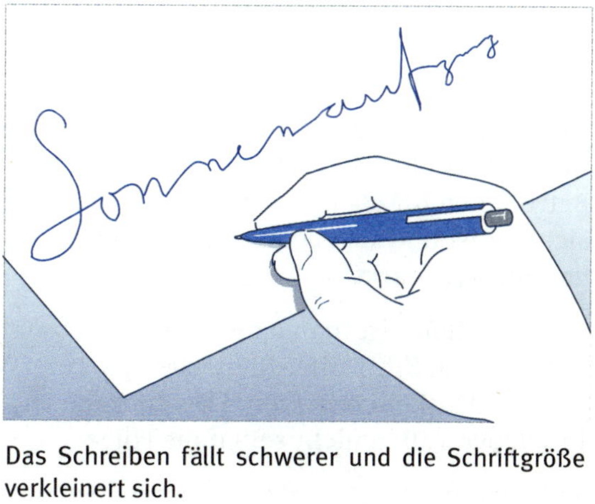

Das Schreiben fällt schwerer und die Schriftgröße verkleinert sich.

Dass auch unwillkürliche, also unbewusst ablaufende Bewegungen vermindert ausfallen, bemerken oft Angehörige eher als der Betroffene selbst. Sie halten beispielsweise ihren Partner für teilnahmsloser als früher, weil sich Gefühlsregungen nicht mehr so deutlich in dessen Gesichtsausdruck widerspiegeln. Vielen

Erkrankten fällt es schwer, die Lautstärke beim Sprechen oder die Schriftgröße beim Schreiben aufrecht zu erhalten.

Seltener ausgeführt werden von den Betroffenen auch so genannte Ausgleichsbewegungen, mit denen wir normalerweise eine unbequeme Haltung – etwa im Sitzen oder beim Schlafen – korrigieren. Die einseitige Belastung von Muskeln und Gelenken kann zusätzlich Schmerzen hervorrufen.

Rigor – der Körper unter Anspannung

Mit Rigor (lateinisch = Steifheit) bezeichnet man einen anhaltend gesteigerten Spannungszustand der Muskulatur. Er kann als Taubheit oder Steifigkeit empfunden werden. Meist ist der Rigor auf einer Körperhälfte stärker ausgeprägt als auf der anderen. Dieses Symptom trägt zur typischen Haltung der Parkinsonpatienten bei: Arme und Beine sind leicht angebeugt, die Schultern nach vorn gezogen. Rumpf und Kopf sind vornüber geneigt, weichen vielleicht auch etwas zur Seite ab.

Tremor – das Zittern verrät die Krankheit

Der Tremor (lateinisch = Zittern) stellt das bekannteste Parkinsonsymptom dar. Bei 80 Prozent der Betroffenen ist er bereits zu Beginn oder aber im Verlauf der Erkrankung zu beobachten, oft verliert er sich dann wieder. Typischerweise besteht der Tremor bei Parkinsonpatienten als Ruhetremor. Das bedeutet, er wird bei einer entspannten Haltung offensichtlich, beispielsweise an den im Schoß liegenden Händen eines sitzenden Patienten. Bewusst ausgeführte Zielbewegungen – wie etwa der Griff nach einem Apfel – bringen den Tremor aber schnell zum Abklingen.

Alltagsverrichtungen bleiben daher für die meisten Betroffenen weiterhin ohne große Mühe durchführbar. Dennoch wird das Zittern von den Betroffenen oft als sehr störend empfunden, da es für deren Umgebung sichtbar ist und sich bei Gemütsregungen, sei es Freude oder Schreck, sogar noch verstärkt.

Als Betroffener ist man daher zumeist darauf bedacht, das Zittern zu verbergen. Das führt allerdings eher zu einer Verstärkung des Symptoms oder zu Muskelschmerzen. Der Rückzug aus dem öffentlichen Leben ist in solchen Fällen nicht selten die Folge.

Selbst wenn Tremor häufig auftritt, ist nicht jedes Zittern gleich Ausdruck der Parkinsonkrankheit.

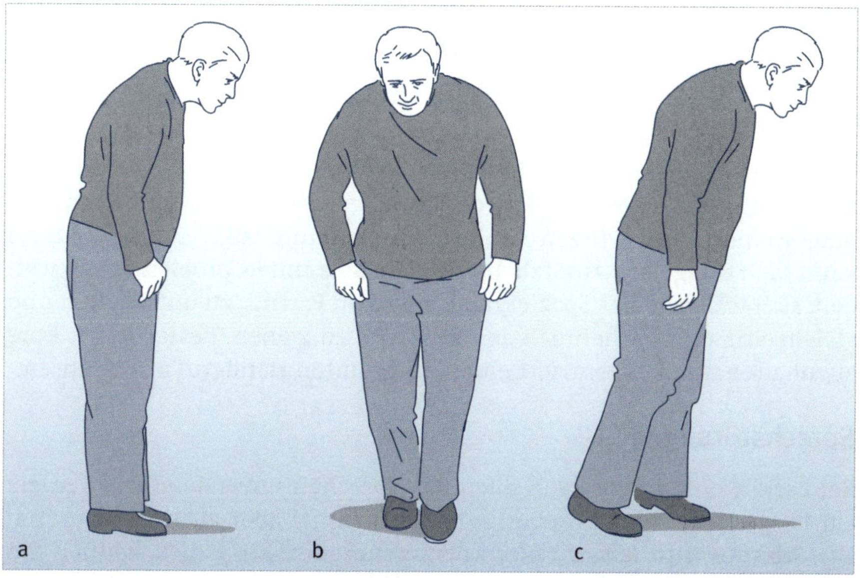

Die typische Haltung eines Parkinsonpatienten: Arme und Beine sind leicht angewinkelt, die Schultern nach vorn gezogen.

Abzugrenzen ist, weil anders vom Arzt zu behandeln, der so genannte essenzielle Tremor (lateinisch »essentiell« = eigentlich). Dieser kommt oft im Alter oder gehäuft bei mehreren Mitgliedern einer Familie vor.

Im Unterschied zum typischen Parkinson-Ruhetremor erschwert der essenzielle Tremor das Halten eines Gegenstandes (Haltetremor) oder das zielgenaue Ausführen einer bestimmten Bewegung (Aktionstremor). Der essenzielle Tremor ist damit für die Ausübung der Alltagsdinge hinderlicher als der Parkinson-Ruhetremor.

Bei einem geringen Teil der Parkinsonpatienten können beide Tremorformen kombiniert auftreten. In diesem Falle muss die Behandlung dann entsprechend »zweigleisig« erfolgen.

Zusätzliche Krankheitszeichen

Die Parkinsonkrankheit kann weitere Einschränkungen mit sich bringen. Diese sind jedoch von Fall zu Fall unterschiedlich ausgeprägt oder können manchmal auch ganz fehlen.

Nicht jedes der im Folgenden aufgezeigten zusätzlichen Krankheitszeichen wird also auch in jedem Fall auf Sie zutreffen.

Gleichgewichtsstörungen

Vielen Betroffenen fällt es schwer, im Gedränge kleine Stöße an den Körper richtig abzufangen. Weil sie das Gleichgewicht schlechter halten können, stolpern und stürzen sie leicht. Ablenkung während des Gehens kann die Sturzgefahr zusätzlich erhöhen. So kann es problematisch werden, sich während des Spaziergangs mit dem Partner zu unterhalten und gleichzeitig ein Taschentuch aus der Jacke zu ziehen. Besser ist es, kurz anzuhalten, um konzentriert einen bestimmten Handgriff auszuführen.

Sprechstörungen

Bei Parkinsonkranken kann auch das Sprechen unverständlich werden. Oft ist das Sprechtempo überhastet, manchmal aber auch verlangsamt. Die Stimme wird leiser, rauer oder monotoner. Zusätzlich können ein trockener Mund, aber auch verstärkter Speichelfluss den Sprechvorgang behindern.

Vegetative Störungen

Bei der Parkinsonkrankheit können auch verschiedene, automatisch ablaufende, von unserem Willen weitgehend unabhängige Körperfunktionen außer Kontrolle geraten. Die Symptome wollen wir Ihnen im Folgenden aufzeigen:

Diese Symptome treten jedoch nicht alle gleichzeitig auf, bisweilen sind sie auch nur sehr gering ausgeprägt.

Hierzu zählen:

- Magen-/Darmbeschwerden
- Störungen beim Wasserlassen
- Vermehrter Speichelfluss
- Schweißausbrüche
- Kreislaufstörungen
- Schlafstörungen
- Nachlassen der Sexualfunktion
- Vermehrte Talgabsonderung

Magen-/Darmbeschwerden

Auch die Verdauungsorgane verlangsamen ihr »Arbeitstempo«. Die Speisen verweilen dadurch länger als gewöhnlich im Magen, was zu Aufstoßen und Völlegefühl führt. Viele Parkinsonkranke klagen über Darmträgheit, die durch mangelnde Bewegung und eine unzureichende Flüssigkeitszufuhr noch zunimmt.

Störungen beim Wasserlassen

Gehäuftes oder aber verzögertes Wasserlassen kommt auch außerhalb der Parkinsonkrankheit häufig vor, beispielsweise bei einer Schwäche der Beckenbodenmuskulatur oder einer Vergrößerung der Vorsteherdrüse. Geht die Kontrolle über den Harnfluss vollkommen verloren, spricht man von Inkontinenz.
Der bei Parkinsonbetroffenen vermehrte Harndrang kann eine Inkontinenz vortäuschen, wenn durch eine plötzlich auftretende Gehblockade die Toilette nicht rechtzeitig erreicht wird.

Vermehrter Speichelfluss

Dieses Symptom beruht weniger auf vermehrter Speichelbildung als darauf, dass der Speichel nicht mehr automatisch heruntergeschluckt wird.

Schweißausbrüche

Anfallsartiges Schwitzen tritt vor allem nachts auf und ist für die Betroffenen sehr unangenehm. Das starke Schwitzen kann es erforderlich machen, die Nachtwäsche öfters zu wechseln.

Kreislaufstörungen

Beim plötzlichen Aufstehen aus einem Stuhl oder vom Bett fällt manchmal der Blutdruck ab. Ist der Betroffene darauf nicht eingerichtet, kann es durch ein entstehendes Schwindelgefühl zu Stürzen kommen.

Schlafstörungen

Viele Parkinsonkranke können sich auch nachts schlecht bewegen. Schwierigkeiten beim Herumdrehen, Muskelkrämpfe, aber auch Harndrang oder ein aufregender Traum können den Schlaf öfters unterbrechen und ein Durchschlafen fast unmöglich machen.

Nachlassen der Sexualfunktion

Störungen in diesem Bereich sind vielschichtig und zumeist körperlich und seelisch bedingt. Das Nachlassen der sexuellen Aktivität und des Erlebens kann durch Parkinsonmedikamente wieder verbessert werden – bisweilen sogar über das gewünschte Maß hinaus (siehe Seite 140)! Wichtig ist hierbei, falsches Schamgefühl und Ängste beiseite zu lassen und ein offenes Gespräch mit dem Partner und/oder dem behandelnden Arzt zu suchen.

Vermehrte Talgabsonderung

Durch verbesserte Behandlungsmethoden sind die so genannte »Salbenhaut«, unter der früher noch viele Erkrankte zu leiden hatten, sowie eine starke Schuppenbildung heute seltener geworden.

Psychische Veränderungen

Depressionen und Ängste begleiten häufig die Parkinsonkrankheit. Sie sind vermutlich auf das gestörte Gleichgewicht der Nervenbotenstoffe im Gehirn (siehe Seite 24) zurückzuführen.

Andererseits führt die Krankheit selbst wieder – reaktiv – zu depressiven Verstimmungen. Angehörige von Betroffenen bemerken auch oft, dass ihr Partner bedächtiger wirkt, die Denkvorgänge brauchen mehr Zeit, neue Situationen werden möglichst gemieden. Konzentration und Merkfähigkeit können leicht nachlassen. Schwere Gedächtnisausfälle gehören jedoch zu einer typischen Parkinsonkrankheit nicht dazu.

Welche Untersuchungen auf Sie zukommen

Hat Ihr Arzt die Diagnose eines Parkinsonsyndroms gestellt, wird er Ihnen in der Regel eine Untersuchung durch den Neurologen vorschlagen. Dieser wird der Erkrankung weiter auf den Grund gehen. Denn nicht bei allen Betroffenen handelt es sich tatsächlich um das idiopathische Parkinsonsyndrom – die Form also, die ohne ersichtliche Vorerkrankung zu Stande kommt (siehe Seite 25).

Bei einer kleinen Gruppe von Patienten lassen sich verschiedene greifbare Ursachen für die Erkrankung erkennen, die dann ein anders geartetes Vorgehen erfordern. So können bestimmte Medikamente vorübergehend ein Parkinsonsyndrom auslösen, wir haben darüber bereits auf Seite 27 berichtet. In seltenen Fällen sind andere Erkrankungen des Gehirns mit einem Parkinsonsyndrom verbunden.

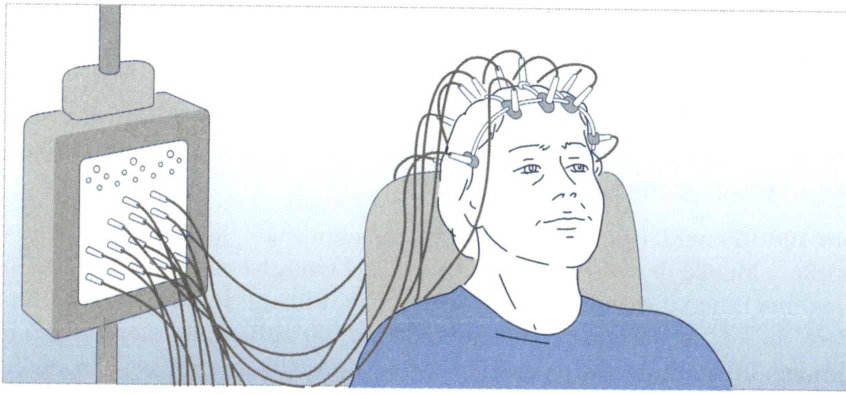

Die EEG-Untersuchung

Apparative Untersuchungen

Als Basisuntersuchung wird Ihr Neurologe zunächst ein EEG (Elektroenzephalogramm) durchführen (siehe Abbildung). Hierbei wird die elektrische Aktivität des Gehirns von der Schädeloberfläche abgeleitet.

Anhand des EEGs kann orientierend auf weiterreichende Funktionsstörungen des Gehirns geschlossen werden. Diese können der Verlauf der Parkinsonkrankheit ungünstig beeinflussen oder die Wirkung der Medikamente schmälern.

Besteht der Verdacht, dass Ursachen wie Durchblutungsstörungen oder eher selten Hirngeschwülste oder Entzündungen der Krankheit zu Grunde liegen (sekundäres Parkinsonsyndrom), folgen weitere Untersuchungen. Diese sind ambulant durchführbar und schmerzlos. Mit so genannten bildgebenden Verfahren wie der Computertomographie (CT) und der Magnetresonanztomographie (MRT) können Abweichungen im Aufbau des Gehirns genauer beurteilt werden.

Beim klassischen idiopathischen Parkinsonsyndrom sind das EEG sowie die bildgebenden Verfahren vollkommen unauffällig!

Der L-Dopa-Test

Ihr Arzt kann die Verdachtsdiagnose eines idiopathischen Parkinsonsyndroms durch die Überprüfung der L-Dopa-Wirkung erhärten. Hierzu nehmen Sie unter ärztlicher Beobachtung einmalig eine Einzeldosis dieses Wirkstoffes ein. Der Test ist ambulant durchführbar und erfolgt in der

Praxis des Neurologen oder einer Spezialambulanz für Parkinsonkranke. L-Dopa ist die Vorstufe des im Gehirn wirksamen Botenstoffes Dopamin, der bei der Parkinsonkrankheit nicht mehr ausreichend zur Verfügung steht. Da Ihr Körper (noch) nicht an das Medikament gewöhnt ist, erhalten Sie vorher zum Schutz vor Übelkeit oder Blutdruckschwankungen das Präparat Domperidon.

Mit 100-150 mg L-Dopa in Tablettenform bekommen Sie dann eine etwas größere Menge des Wirkstoffes als sonst bei einer Neueinstellung üblich. Liegt bei Ihnen die typische idiopathische Parkinsonkrankheit vor, treten nach dieser Testdosis die Symptome kurzzeitig zurück. Bei der dann folgenden Einstellung auf spezielle Parkinsonmedikamente ist mit einer länger anhaltenden Besserung zu rechnen.

Sollte die einmalig eingenommene L-Dopa-Tablette nichts bewirkt haben, schließt das andererseits eine Parkinsonkrankheit nicht aus. Ein Behandlungsversuch über einige Wochen ist dennoch sinnvoll. Eine solche Therapie schadet gesunden Menschen nicht, bringt aber mehr diagnostische Sicherheit. Verspüren Sie nach einigen Wochen keinen L-Dopa-Effekt, kann man davon ausgehen, dass wahrscheinlich keine klassische idiopathische Parkinsonkrankheit vorliegt.

Spezialuntersuchungen nur in seltenen Fällen

Ist die Einordnung des Parkinsonsyndroms weiterhin schwierig, erfolgen in einzelnen Fällen Untersuchungen, die Aufschluss über Stoffwechselvorgänge innerhalb des Gehirns geben. Besteht der Verdacht auf ein atypisches Parkinsonsyndrom, erfolgen Untersuchungen wie das Raclopride-PET (PET = Positronen-Emissions-Tomographie) und die SPECT (SPECT = Single-Photon-Emmissions-Computer-Tomographie).

Weitgehend wissenschaftlichen Zwecken vorbehalten ist die Fluor-Dopa-PET-Untersuchung. Sie ermöglicht, die Speicherfähigkeit des Gehirns für Dopamin bildlich darzustellen. Diese Speicherfähigkeit ist bei Patienten mit einem idiopathischen Parkinsonsyndrom auf Grund des Nervenzellverlustes in der schwarzen Substanz deutlich vermindert.

Eine Patientengeschichte

»Im Frühjahr sprach mich eine Bekannte auf ein Zittern meines linken Armes an, das ich mir auch nicht erklären konnte. Wir verfolgten diese

Angelegenheit zunächst nicht weiter. Einige Zeit später suchte ich einen Neurologen auf, um auf Empfehlung eines anderen Arztes ein EEG machen zu lassen. Der Neurologe sah mich an, ließ mich ein paar Sätze schreiben, machte noch einige Untersuchungen und sagte mir dann, dass ich seiner Ansicht nach an Parkinson erkrankt sei. Da sich bei mir diese Krankheit nur recht langsam weiterentwickelte – längere Zeit spürte ich nur den Tremor im linken Arm und eine gelegentliche Änderung meiner Gehbewegungen – störte sie mich nicht übermäßig. Im Laufe der Zeit gewöhnte ich mich an die Abhängigkeit von den Tabletten ebenso wie daran, auf Grund des Tremors interessiert beäugt zu werden. Als störend empfand ich allerdings, dass mein emotionaler Zustand jederzeit anhand meines Zitterns erkannt werden konnte.

Ich nahm die vom Arzt verordneten Parkinson-Medikamente recht regelmäßig ein und fühlte mich wieder wohl – wie in gesunden Zeiten.

Im Laufe der Jahre nahmen jedoch die Beschwerden durch die Parkinsonkrankheit zu: das Zittern ging auch auf den rechten Arm über, die Schritte wurden kleiner und das Gehen wurde auf die Zehenspitzen verlegt. Dadurch verstärkte sich die krumme Haltung des Oberkörpers und die Steifigkeit des Körpers und die Verspannungen des Rückens nahmen zu. Vor allem das Aufstehen und das Zubettgehen wurden dadurch immer schwieriger.

Für Außenstehende mag es verwunderlich klingen, aber es gab immer wieder Tage, an denen ich mich in dem Glauben wähnte, völlig gesund zu sein. An solchen Tagen konnte ich mich sehr locker bewegen und mir schien, als spränge ich »wie ein junger Gott« durch die Gegend.

Diese Zeiten nutzte der Patient um Aktivitäten unterschiedlichster Art zu entfalten. Auf diese Weise hielt er den Kontakt zur Umgebung aufrecht.

Erwähnenswert ist an dieser Stelle auch, dass der Patient seit Jahren mit recht wenig Schlaf auskommt. Er schläft zwar schnell ein, wacht aber am frühen Morgen (meist gegen fünf Uhr) auf und beginnt dann sein Tagwerk. Als kleinen Ausgleich ruht der Patient mittags etwas.

»Wenn schon die Krankheit nicht ganz besiegbar ist – ich gebe die Hoffnung nicht auf, dass noch entsprechende Forschungsergebnisse erzielt werden. So wäre ich froh und dankbar, wenn durch den Einsatz neuer Mittel – aber sowenig wie möglich – die Zeiten guter Beweglichkeit möglichst weit ausgedehnt werden könnten.«

Die Behandlungsmöglichkeiten

Eine Viezahl von Methoden steht heute für die Behandlung der Parkinsonerkrankung zur Verfügung. Neben Medikamenten unterstützen gezielte Maßnahmen wie Physiotherapie, Logopädie und psychologische Beratung Ihr körperliches und seelisches Wohlbefinden. Was für Maßnahmen im Einzelfall zur Anwendung kommen, hängt von der Art und der Ausprägung der Symptome ab. Operative Eingriffe am Gehirn werden nur dann erwogen, wenn die medikamentösen Möglichkeiten an Grenzen stoßen. Diese Möglichkeit trifft allerdings nur auf einen sehr kleinen Teil von – zumeist jüngeren – Patienten zu.

In diesem Kapitel erfahren Sie vor allem etwas über den Einsatz von Medikamenten zur Verbesserung der Symptome der Parkinsonkrankheit. Auf die anderen Behandlungsmöglichkeiten gehen wir innerhalb der jeweiligen Kapitel in dem zweiten und dritten Teil des Buches gesondert ein.

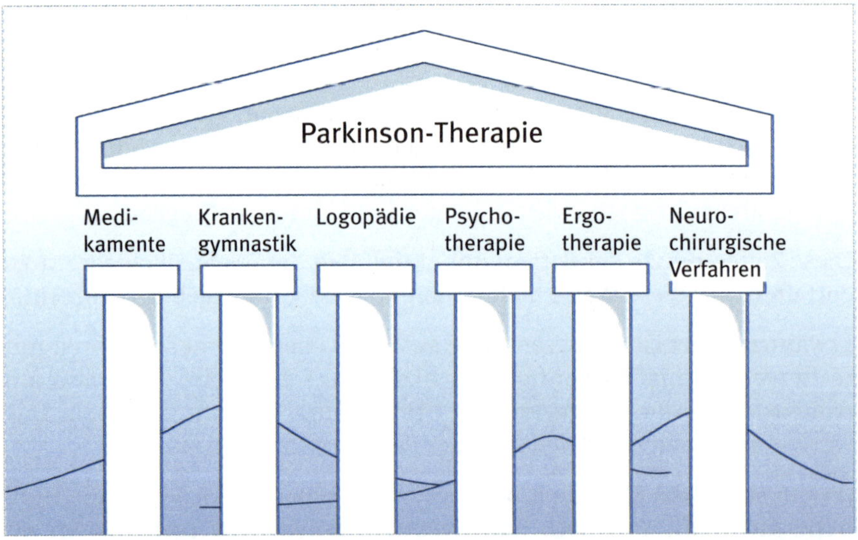

Die Parkinson-Therapie beruht auf sechs unterschiedlichen aber miteinander verschränkten Säulen. Alle diese Verfahren werden Ihnen im Verlaufe dieses Kapitels ausführlich vorgestellt.

Medikamente – Symptome unter Kontrolle

Sobald Sicherheit über die Diagnose besteht, wird Ihr Arzt in der Regel die Medikamentenbehandlung einleiten. Diese soll das Krankheitsgeschehen optimal bessern und den weiteren Verlauf der Erkrankung möglichst verlangsamen, aber auch gut verträglich sein. Die Vielzahl der verfügbaren Präparate bietet heute für jeden Patienten eine individuell genau abgestimmte Therapie.

Verschiedene Wirkmechanismen der Medikamente im Gehirn

Obgleich wir nicht genau wissen, warum die Parkinsonkrankheit zu Stande kommt, ist doch der Krankheitsmechanismus recht gut aufgeklärt (siehe ab Seite 20). Im Mittelpunkt des Geschehens steht, wie wir bereits gesehen haben, der durch Nervenzellveränderungen in der schwarzen Substanz hervorgerufene Dopaminmangel. Infolge des Verlustes an Dopamin geraten auch andere Neurotransmitter (Nervenbotenstoffe) außer Kontrolle (siehe Seite 24).

Die Behandlung mit Medikamenten zielt darauf ab, das fehlende Dopamin zu ersetzen. Auch das Ungleichgewicht der übrigen Nervenbotenstoffe wird wieder in die Balance gebracht.

Um Dopamin im Gehirn anzureichern, bestehen unterschiedliche Zugangswege. Zum einen kann Dopamin über seine Vorstufe L-Dopa direkt dem Gehirn zugeführt werden. Zum anderen ermöglichen bestimmte Ersatzstoffe, die so genannten Dopaminagonisten, die Wirkung des Nervenbotenstoffes nachzuahmen. Die so genannten MAO-B-Hemmer und die COMT-Hemmer schließlich blockieren solche Enzyme, die am Abbau von L-Dopa und/oder Dopamin beteiligt sind (siehe ab Seite 52). Dadurch wird eine größere Menge des wirksamen Neurotransmitters an wichtigen Schaltstellen im Gehirn angereichert. Die übrigen Nervenbotenstoffe wieder in ein Gleichgewicht zu bringen, bewirken die Anticholinergika, die Amantadine sowie das Budipin.

Tab. 1: Wirkungsweisen der verschiedenen Stoffgruppen

Dopaminerge Wirkung durch	Ausgleich des Übergewichts anderer Nervenbotenstoffe durch
L-Dopa	Amantadine
Dopaminagonisten	Anticholinergika
MAO-B-Hemmer	Budipin
COMT-Hemmer	

Parkinsonmedikamente im Überblick

Zur Behandlung der Parkinsonkrankheit steht den Patienten heute eine Reihe hilfreicher und wirksamer Medikamente zur Auswahl. Selbst wenn damit die Erkrankung noch nicht ursächlich beeinflussbar ist, lassen sich doch die Krankheitssymptome gut beherrschen.

L-Dopa – hochwirksames und gut verträgliches Basismedikament

Unser Gehirn ist durch die Blut-Hirn-Schranke vor »unerwünschten« Substanzen geschützt. Zu diesen gehört auch das Dopamin, welches bei Gesunden in ausreichender Menge vom Körper selbst produziert wird.

Um bei der Parkinsonkrankheit fehlendes Dopamin zu ersetzen, wird dem Körper L-Dopa, die Vorstufe von Dopamin zugeführt. Diese Substanz kann die Barriere zwischen Blutgefäßen und Hirngewebe überwinden. Damit L-Dopa nicht schon vorzeitig im Körper zu Dopamin umgewandelt wird, sondern den Gehirnzellen zugute kommt, werden so genannte Dekarboxylase-Hemmer zugesetzt. Die heute üblichen Dekarboxylase-Hem-

Welches L-Dopa wann?

Im Handel sind L-Dopa-Präparate mit unterschiedlich rascher Wirkstofffreisetzung erhältlich. Neben den »Standardtabletten«, die zumeist tagsüber eingenommen werden, gibt es eine Kombination aus L-Dopa und Benserazid in Form von schnell wirksamen Trinktabletten. Diese dienen als »Starthilfe« nach dem morgendlichen Erwachen ebenso wie zur Unterbrechung von Phasen schlechter Beweglichkeit. Eine gute Beweglichkeit über die Nachtstunden ermöglichen Retard- oder Depottabletten mit verzögerter, aber länger anhaltender Wirkung.

mer Benserazid und Carbidopa ermöglichen, die L-Dopa-Menge pro Tablette auf ein Viertel bis ein Fünftel früher verwendeter Dosen zu senken.

Nebenwirkungen wie Übelkeit, Erbrechen und Blutdruckabfall, die zu Beginn der L-Dopa-Ära in den 60-er Jahren vielen Patienten zu schaffen machten, treten dadurch heute nur noch selten auf. L-Dopa bessert meist schon innerhalb weniger Tage bis Wochen die Parkinsonsymptome. Am deutlichsten können unter L-Dopa Akinese und Rigor gebessert werden.

Dopaminagonisten ahmen den Botenstoff nach

Diese Präparate imitieren die Dopaminwirkung, indem sie an solchen Schaltstellen im Gehirn ansetzen, an denen die Nervenimpulse durch Dopamin übertragen werden. Ursprünglich wurden sie in späteren Krankheitsstadien ergänzend zur Behandlung mit L-Dopa eingesetzt, um dessen Wirkung zu verlängern und zu verstärken. Inzwischen belegen Studien wesentlich günstigere Krankheitsverläufe, wenn die Dopaminagonisten frühzeitig in der Therapie eingesetzt werden. Insbesondere Beweglichkeitsschwankungen und Überbewegungen treten geringer, seltener und später in Erscheinung.

Vor allem jüngere Erkrankte profitieren von der Frühkombination eines Dopaminagonisten mit niedrig dosiertem L-Dopa. Bei einigen Patienten reicht anfangs sogar der Dopaminagonist allein zur Behandlung aus.

Die Einstellung auf diese Präparate erfordert jedoch Geduld, da die Besserung der Parkinsonsymptome verglichen mit L-Dopa langsamer eintritt und auch häufiger mit Nebenwirkungen zu rechnen ist. Übelkeit, Brechreiz oder Blutdruckabfall erfordern bei vielen Patienten vorübergehend oder langfristig eine Zusatzmedikation. Sehr selten kommt es zu – teilweise rückbildungsfähigen – Lungenfibrosen.

Sinnestäuschungen sowie Minderdurchblutung von Händen und Füßen zeigen sich des Öfteren, klingen aber nach Absetzen der Medikamente in jedem Falle ab. Die heute verwendeten Substanzgruppen dieser Art sind: Bromocriptin, Lisurid, Dihydroergocryptin, Cabergolin, Pergolid und Apomorphin.

Eine weitere Verbesserung der Verträglichkeit verspricht man sich von den neu eingeführten Präparaten Ropinirol und Pramipexol. Gefäßspasmen oder Lungenfibrosen sind hier nicht zu erwarten. Möglicherweise verursachen diese Dopaminagonisten jedoch bisweilen Schlafattacken, so dass sie vorsichtshalber nur Patienten verordnet werden, die keinen

PKW führen. Die genaueren Zusammenhänge müssen aber noch aufgeklärt werden.

Wägen Sie mit Ihrem Arzt zusammen die Vor- und Nachteile einer Behandlung mit Dopaminagonisten ab. Da sich die Präparate in der Wirkungsstärke und im Nebenwirkungsprofil abstufen lassen, wird man Ihnen fast immer ein auf Ihr spezielles Krankheitsbild abgestimmtes Medikament vorschlagen können.

MAO-B-Hemmer – Enzymblockade für mehr Dopamin im Gehirn

Diese Präparate hemmen die Mono-Amino-Oxydase B, kurz MAO-B, ein Dopamin abbauendes Enzym (siehe Seite 23) und sorgen somit für eine Anreicherung von Dopamin im Gehirn. Wenngleich insgesamt milder, sind sie in Wirkung und Nebenwirkungen den L-Dopa-Präparaten ähnlich. Sie sollten jedoch nicht abends eingenommen werden, da sie gering antriebssteigernd wirken und den Schlaf beeinträchtigen können.

Nachdem die MAO-B-Hemmer anfangs nur Patienten mit end-of-dose-Phänomenen (siehe Seite 75) verordnet wurden, ist ihre Wirksamkeit inzwischen auch für Frühstadien belegt. Als alleiniges Parkinsonmedikament können sie bei leichten Symptomen die Behandlung einleiten, müssen aber meist bald mit L-Dopa ergänzt werden. Mit den MAO-B-Hemmern verbindet sich die Hoffnung auf einen nervenzellschützenden Effekt (Neuroprotektion) sowie eine gewisse Verlangsamung des Krankheitsverlaufs, da sie zugleich zellschädigende freie Radikale (siehe Seite 30) abfangen können. In der Praxis als einziger MAO-B-Hemmer verfügbar ist der Wirkstoff Selegilin.

Amantadine – Zufallsentdeckung für die Parkinsonbehandlung

Amantadine gelten quasi als Medikamente der »1. Stunde«, deren gute Wirkung seit mehr als 20 Jahren belegt ist. Ursprünglich als Grippemittel entwickelt, fanden sie in die Parkinsonbehandlung Eingang, nachdem sich eine grippekranke Parkinsonpatientin während der Behandlung mit Amantadin deutlich beweglicher fühlte.

Die Präparate eignen sich auf Grund ihrer guten Verträglichkeit zur Behandlung in späteren Krankheitsstadien ebenso wie zur Therapieeinleitung bei leichten Symptomen. Als Infusionslösung werden sie immer dann verabreicht, wenn die Tabletteneinnahme eingeschränkt ist, etwa im Zusammenhang mit Narkosen oder bei Schluckstörungen. Der Wirkmechanismus wurde in den letzten Jahren genauer aufgeklärt. Es zeigte sich, dass sie im Gehirn Glutamat (siehe Seite 24) hemmen und damit dazu beitragen, das Ungleichgewicht zwischen den einzelnen Nervenbotenstoffen auszubalancieren. Ergebnisse aus Tiermodellen belegen, dass sie ähnlich wie die MAO-B-Hemmer und die Dopaminagonisten einen nervenzellschützenden Effekt besitzen. Ob dies auch auf die Parkinsonerkrankung beim Menschen zutrifft, ist allerdings noch unklar.

Bei 20 Prozent aller Patienten führen Amantadine neben der Besserung der Parkinson-Hauptsymptome auch zu einem Nachlassen von Überbewegungen (siehe Seite 75). Als Nebenwirkungen können Wasseransammlungen in den Beinen und eine gestörte Harnentleerung, aber auch Halluzinationen auftreten. Eine gelegentlich auftretende Marmorierung der Haut ist hingegen harmlos.

Anticholinergika – für spezielle Symptome

Anticholinergika stellen die am längsten bekannte Substanzgruppe in der Parkinsonbehandlung dar. Sie wirken dem relativen Übergewicht des Nervenbotenstoffes Azetylcholin entgegen, der sich aus dem Dopaminmangel ergibt. Die Präparate verbessern vor allem die beiden Hauptsymptome Tremor und Rigor.

Da mittlerweile eine Reihe anderer wirksamer Medikamente verfügbar ist, ist man in der Verordnung der Anticholinergika zurückhaltender geworden. Ein Grund hierfür ist das ungünstige Nebenwirkungsprofil.

Meist werden Anticholinergika in niedriger Dosis ergänzend zu anderen Parkinsonmedikamenten eingesetzt. Ihren Stellenwert haben sie bei speziellen Symptomen wie starkem Schwitzen und Schluckstörungen mit

Mögliche Nebenwirkungen der Anticholinergika

- Mundtrockenheit
- Harnverhalt
- Starke Darmträgheit
- Erhöhung des Augeninnendrucks
- Herzrhythmusstörungen
- Gedächtnis- und Konzentrationsschwäche
- Halluzinationen

Speichelfluss. Für jüngere Patienten sind sie oft hilfreich bei Wirkungsschwankungen und Muskelkrämpfen. In jedem Fall ist vor der Behandlung mit anticholinergen Medikamenten das Verhältnis zwischen erwünschtem Effekt und möglichen Nebenwirkungen abzuwägen. In der Praxis häufig verwendete Anticholinergika sind: Biperiden, Metixen, Trihexiphenidyl, Bornaprin.

Budipin – vielfältiger Wirkansatz

Mit Budipin wurde vor 18 Jahren eine Wirksubstanz entwickelt, die unterschiedliche Neurotransmittersysteme beeinflusst, am meisten jedoch Glutamat hemmend und Dopamin verstärkend wirkt. Wie Amantadin auch erhält Budipin heute in der Behandlung eine neue Bedeutung durch die Erkenntnis, dass das Geschehen bei der Parkinsonkrankheit nicht alleine auf den Mangel an Dopamin begrenzt ist, sondern weitere Nervenbotenstoffe mitbetroffen sind. Budipin dämpft sehr gut den parkinsontypischen Ruhetremor und mildert auch Akinese und Rigor. Nebenwirkungen zeigen sich in Form von Übelkeit, Schwindel und Sinnestäuschungen, selten können Herzrhythmusstörungen auftreten.

Bei gleichzeitiger Einnahme mit Amantadinen können sich diese Nebenwirkungen verstärken, so dass je nach vorherrschendem Krankheitssymptom eine der beiden Präparategruppen auszuwählen ist.

COMT-Hemmer – Neuentwicklungen der letzten Jahre

Frühzeitig verfolgte man in der Forschung die Blockade eines zweiten Abbauwegs von L-Dopa und Dopamin, der durch das Enzym Catechol-O-Methyl-Transferase (COMT) vermittelt wird. Durch entscheidende Entwicklungen der letzten Jahre wurden die COMT-Hemmer Entacapon (in Deutschland zugelassen) und Tolcapon (zurzeit ruhende Zulassung) eingeführt. COMT-Hemmer ermöglichen eine größere Menge L-Dopa gleichmäßiger in das Gehirn zu überführen.

Ob die Frühbehandlung mit L-Dopa und COMT-Hemmern Vorteile bringt, kann noch nicht endgültig beurteilt werden. Gegenwärtig werden COMT-Hemmer vor allem dann eingesetzt, wenn durch andere Parkinsonmedikamente eine gleichmäßige Beweglichkeit nicht mehr aufrechterhalten werden kann. COMT-Hemmer sind in der Regel gut verträgliche Präparate, deren Nebenwirkungen denen von L-Dopa entsprechen. Die Eigenfarbe der Wirkstoffe kann zu einer harmlosen Orangefärbung des Urins führen. Zu beachten ist, dass bei 10–15 Prozent der mit COMT-Hemmern behandelten Patienten Durchfälle auftreten, die sich mitunter erst Wochen nach Therapiebeginn einstellen und teilweise zum Absetzen des Medikamentes zwingen. Für das in der EU bis auf weiteres nicht mehr zugelassene Tolcapon wird derzeit geprüft, ob es bei 3 von 100 000 Patienten für eine tödlich verlaufende Leberentzündung verantwortlich ist. Möglicherweise lag dem Geschehen bei diesen Patienten eine erbliche Stoffwechselschwäche zu Grunde. In einigen Ländern wie Norwegen, Schweiz und den USA ist das Präparat unter strengen Auflagen weiterhin erhältlich.

Substanzgruppen zur Therapie der Parkinsonerkrankung

L-Dopa/Dekarboxylase-Hemmer	• L-Dopa + Benserazid • L-Dopa + Carbidopa
Dopaminagonisten	• Bromocriptin • Lisurid • Pergolid • Dihydroergocryptin • Cabergolin • Pramipexol • Ropinirol
MAO-B-Hemmer	• Selegilin
Amantadine	• Amantadin-Sulfat • Amantadin-Hydrochlorid • Memantine
Anticholinergika	• Biperiden • Metixen • Trihexiphenidyl • Bornaprin
COMT-Hemmer	• Entacapon
Budipin	

Erste Maßnahmen nach der Diagnosestellung

Wenn die Diagnose Parkinsonkrankheit als sicher gelten kann, wird Ihr Arzt einen individuellen Therapieplan für Sie ausarbeiten. Dazu gehören neben der Einstellung auf die Medikamente – entsprechend Ihrer Symptome – auch die Bewegungstherapie sowie die Sprachtherapie. Lesen Sie auch, wie Sie mit dem ersten Schock, den eine solche Diagnose mit sich bringt und dem dadurch entstehenden Leidensdruck besser umgehen können.

Ersteinstellung – maßgeschneidert für jeden Patienten

Die Parkinsonkrankheit als chronische Erkrankung erfordert eine beständige Therapie, die den Patienten sein Leben lang begleiten wird. Anfangs mag es Ihnen vielleicht unbequem erscheinen, regelmäßig eine oder mehrere Medikamentensorten einzunehmen. Belegt ist aber, dass gerade die Kombination verschiedener Wirkstoffe den Langzeitverlauf der Erkrankung günstiger gestaltet. Untersuchungen zufolge sind Parkinsonpatienten sogar besonders zuverlässig in der Medikamenteneinnahme; das liegt vermutlich daran, weil versehentliches oder probeweises Weglassen der Medikamente die Symptome rasch wieder aufflackern lässt.

In der Auswahl der Medikamente wird Ihr Arzt bei der Anfangsmedikation verschiedene Faktoren berücksichtigen: Neben der Ausprägung der Symptomatik sowie möglichen Begleiterkrankungen bezieht er Ihre persönliche und berufliche Situation mit ein. Zunächst muss überlegt werden, ob sofort mit L-Dopa begonnen oder erst ein anderes Parkinsonmedikament eingesetzt wird. Für die frühzeitige Therapie mit L-Dopa spricht, dass es die Symptome rascher und spürbarer bessert als alle anderen Parkinsonmedikamente. Die Frühbehandlung mit Dopaminagonisten wiederum lässt einen milderen Krankheitsverlauf in späteren Jahren erwarten.

Entscheiden Sie mit Ihrem Arzt gemeinsam über den richtigen Zeitpunkt für die L-Dopa-Behandlung. Der Erhalt der Berufstätigkeit kann ein wichtiges Argument für einen frühen Therapiebeginn sein.

Differenzierter als noch vor Jahren wird heute auch das Erkrankungsalter in die Therapieüberlegungen mit einbezogen. Besonders jüngere Erkrankte reagieren empfindlich auf die L-Dopa-Behandlung und neigen eher zu Beweglichkeitsschwankungen. Bei diesen Patienten versucht man deshalb, die L-Dopa-Therapie durch eine vorausgehende Behandlung mit Dopaminagonisten noch hinauszuzögern. Grundsätzlich kann hier die Behandlung zunächst auch mit MAO-B-Hemmern oder Amantadinen eingeleitet werden, wenn Bewegungsarmut und Muskelverspannung vorherrschen. Beginnt die Erkrankung mit Zittern, dürfte Budipin hilfreich sein.

Zu beachten ist jedoch, dass bestimmte Medikamente nur in Kombination mit L-Dopa von den Herstellern zugelassen sind, so dass die Entscheidung über deren alleinige Verordnung in der Hand des Arztes liegt.

Reicht ein Einzelstoff in der Wirksamkeit nicht mehr aus, wird mit L-Dopa ergänzt. Setzt die Krankheit im mittleren Alter ein, erfolgt in der Regel frühzeitig eine Kombinationsbehandlung aus zwei oder mehreren Antiparkinsonmitteln, wobei die L-Dopa-Menge möglichst niedrig belassen wird. Für Patienten in hohem Erkrankungsalter stellt L-Dopa das entscheidende Medikament dar, das verglichen mit den übrigen Substanzgruppen hier immer noch am besten vertragen wird.

Der Leidensdruck der Erkrankten

Die Diagnose »Parkinson« ruft bei den Betroffenen wie auch bei deren Angehörigen einen starken Leidensdruck hervor. Dabei spielen viele Faktoren eine Rolle.

Die Unheilbarkeit einer neurologischen Erkrankung

Zum einen ist die neurologische Krankheit im Unterschied zu organischen Krankheiten etwas eher Unbekanntes und Fremdes. Die betroffenen Menschen können sich keine genaue Vorstellung davon machen, weil eine solche Erkrankung nicht richtig greifbar ist. Neurologisch ist auch heute immer noch in der Nähe von »geistig krank = verrückt« oder »geistig minderbemittelt = dement« angesiedelt. Damit wird viel Angst und Scham hervorgerufen.

Die Unheilbarkeit der Krankheit signalisiert dem Betroffenen und seiner Umwelt zudem bald, dass sich in seinem weiteren Leben einiges verändern wird – also die alte Lebensplanung – nach dem Motto: »Genuss des Rentendaseins ohne Pflichten durch Ausleben bisher unerfüllter Träume bei Fitness und Fröhlichkeit« – nicht mehr realisierbar sein wird.

Betroffene bestätigen immer wieder, dass es der Verlust der Kontrolle über den Organismus ist, der so stark verunsichert und Angst vor der Zukunft auslöst.

Der Körper reagiert nicht mehr automatisch auf die Bewegungsimpulse, darüber hinaus sind Gefühle und Stimmungen nicht mehr so gut zu kontrollieren und zu steuern wie dies früher – vor der Krankheit – einmal möglich war. Auch die Denkabläufe können trotz aller Anstrengung störanfällig werden und generell verlangsamt sein.

Die Bedeutung des Lebensalters bei Diagnosestellung

Ähnlich wie bei der Frage der Anfangsmedikation spielt das Lebensalter für das Ausmaß des Leidensdrucks der Patienten und die Reaktion darauf eine große Rolle.

Bei jüngeren Parkinsonkranken steht verständlicherweise die Zukunftsangst im Vordergrund. Folgende Fragen drängen sich auf und künden von der großen Unsicherheit, die eine solche Erkrankung mit sich bringt:

- Wie wird sich bei mir die Krankheit auswirken?
- Muss ich mit einem schnellen Fortschreiten rechnen?
- Werde ich schon in ein paar Jahren arbeitsunfähig sein?
- Werde ich in absehbarer Zeit hilfs- und pflegebedürftig sein?
- Wie groß ist die Bereitschaft meines Partners/der Familie, die Lebensveränderungen mitzutragen?
- Was verändert sich in den Rollen innerhalb der Familie?

Die älteren und alten Parkinsonkranken ab einem Alter von 65 Jahren erleben besonders ausgeprägt die Enttäuschung über die in den jetzigen Lebensabschnitt gesetzten Erwartungen, deren Erfüllung nun in Frage gestellt ist:

- Belohnung für ein arbeits- und entbehrungsreiches Leben.
- Lang ersehnter Genuss von Freizeit und Wohlstand im Alter.

Trotzdem können sie vergleichsweise ruhig damit umgehen. Sie blicken auf ein meist erfolgreiches Berufsleben zurück, und Ängste im Hinblick auf die finanzielle Zukunft bestehen nicht. Trotz der Enttäuschung über die meist nicht mehr realisierbaren Erwartungen wird in diesem Alter der Fakt »Erkrankung« mit größerer Gelassenheit hingenommen als bei jungen Patienten.

Bei den über 70-jährigen gibt es nicht mehr sehr viel große Unterschiede zwischen Parkinsonkranken und Gesunden. Viele alte Menschen beschreiben sich selbst als passiv, unzufrieden mit ihrem Leben und (zeitweise) depressiv. Das Verlustdenken im Hinblick auf Freude, Leistungsfähigkeit und Zufriedenheit ist bei fast allen alten Menschen zusammen mit einer negativen Zukunftserwartung deutlich ausgeprägt.

Auswirkungen von Stärke und Dauer der Krankheit

Der Leidensdruck der betroffenen Patienten ist einerseits durch die körperlichen Beeinträchtigungen selbst, die dadurch ausgelösten Defizite, Probleme und die Schmerzen beeinflusst. Andererseits wird der Leidensdruck genauso stark durch nichtkörperliche Faktoren verändert: Das Denken und Fühlen bezogen auf die Krankheit und ihre Auswirkungen. Hier verläuft die Höhe des Leidensdrucks wellenförmig:

Die Diagnose löst einen Schock mit hohem Leidensdruck trotz noch geringer körperlicher Symptome aus. Über Jahre danach steigen die körperlichen Auswirkungen zwar an, der Leidensdruck ist aber zunächst gering. Erst bei sehr starker Beeinträchtigung steigt der Leidensdruck oft auf sein Höchstniveau.

Mit diesem Buch – seinen Informationen, Erklärungen und Handlungsanregungen für Sie als Betroffenen wie auch für Ihre Angehörigen – wollen wir versuchen, eine Verringerung Ihres Leidensdrucks zu erreichen. Aus diesem Grund haben wir das Buch in die drei unterschiedliche Phasen unterteilt, die auch mit dem Leidensdruck konform gehen:

- Phase 1 – Das Geschehen rund um die Diagnosestellung
- Phase 2 – Deutliche und sichtbare Zeichen der Erkrankung
- Phase 3 – Ausgeprägte Beeinträchtigungen machen mehr Hilfe notwendig

Der Umgang mit der Krankheit stellt sich in den verschiedenen Phasen unterschiedlich dar:

- **In Phase 1** trifft der Diagnoseschock den Menschen in der Regel völlig unvorbereitet. Fast jeder von uns geht in seiner mehr oder weniger bewussten Lebensplanung von eigener, lang anhaltender Gesundheit und Vitalität aus. Der Verlust von Gesundheit trifft den Menschen zentral in seinem Lebensgefühl. Er verliert zunächst völlig die Orientierung. Er reagiert mit massiver und lähmender Angst, die oft nach außen nicht sichtbar ist. Der Parkinsonbetroffene beschreibt sich als völlig blockiert und emotional nicht mehr schwingungsfähig. Somit ist er unfähig, sich auf den formal unverändert ablaufenden Alltag verhaltens- und stimmungsmäßig einzustellen.

- **In der zweiten Phase** können die meisten Parkinsonbetroffenen nach der Überwindung des ersten Schocks bei guter Medikamenteneinstellung über eine lange Zeit praktisch ohne Symptome ihr bisheriges Alltagsleben in gewohnter Weise fortsetzen.

  Wenn aber auch bei guter Medikamenteneinstellung und gleichmäßiger Medikamenteneinnahme phasenweise im Rahmen z. B. einer On-Off-Symptomatik (siehe Seite 75) Symptome sichtbar werden, dann beginnt das bewusste Leben mit der Erkrankung »Parkinson«.

  Der Betroffene erlebt wieder ganz stark die Angst vor einem Leben mit der Erkrankung. Er steht vor der Aufgabe, anderen Menschen sein Erscheinungsbild zu erklären, das heißt, er muss seine Erkrankung beschreiben. Der Betroffene muss sich in Off-Phasen zurücknehmen, seine Leistungsfähigkeit ist in diesen Phasen eingeschränkt.

  Er muss auch lernen, Off-Phasen gelassen zu ertragen. Ruhe, Gelassenheit und Zuversicht können Off-Phasen nämlich abkürzen und abschwächen.

- **In der dritten Phase,** wenn zeitweise (ausgeprägte) Beeinträchtigungen auftreten, steht die Angst bei allen Betroffenen zunächst wieder deutlich im Vordergrund. Hierbei empfinden die meisten vor allem die Angst vor steigendem Kontrollverlust. Mit dieser Angst umzugehen wird umso schwieriger, wenn zusätzlich Phasen von Depression erlebt werden. Auch die Wahrnehmung von emotionaler Instabilität oder das Bemerken von Denkverlangsamung, Gedächtnislücken oder Konzentrationsstörungen machen Angst.

Es wird in dieser Phase ganz wichtig, mit und ohne Unterstützung von Partnern und professionellen Therapeuten an der Erhaltung der individuellen Fähigkeiten zu arbeiten (siehe Seite 148).

Der Diagnoseschock

Nach der Diagnosestellung herrscht bei vielen Familien und auch zwischen dem Arzt und seinem Patienten zuerst meist Sprachlosigkeit vor. Entsetztes Schweigen, Ungeübtsein im Sprechen über die eigenen Gefühle und Hilflosigkeit von Seiten der Gesunden lassen die Krankheit gedanklich von Anfang an als ein unlösbares Problem erscheinen.

Ohne körperliche Notwendigkeit wird das Leben auf Krankheit reduziert – das gilt für alle Erkrankungen.

Wir sehen mit der Diagnose einer unheilbaren Erkrankung unser oberstes Lebensziel infrage gestellt: Anerkennung und Liebe von möglichst vielen Menschen zu erhalten. Das setzt Erfolg voraus. Erfolg – so sehen es viele von uns – gibt es aber nur bei hoher Leistungsfähigkeit und Härte. Leistungsfähigkeit und Härte setzen wiederum Gesundheit voraus. Kranksein ist gleichbedeutend mit schwach, unfähig, erfolglos und minderwertig.

Wir entwickeln im Verlauf unseres individuellen Lebens das Denken, dass wir ein Recht auf Gesundheit haben. Der Verlust von Gesundheit ist demzufolge eine Strafe.
Bei vielen Parkinsonbetroffenen drehen sich die Gedanken oft jahrelang um die Fragen:

- Womit habe ich diese Erkrankung verdient?
- Wofür werde ich bestraft?
- Warum trifft es gerade mich?
- Warum gerade diese Krankheit?
- Warum kann die Medizin alle anderen Erkrankungen heilen, nur diese nicht?

Das Funktionieren aller körperlichen, emotionalen und kognitiven Systeme wurde beim Gesunden als selbstverständlich vorausgesetzt. Ohne eine Erkrankung wie Parkinson fragt der Mensch nie, wieso seine Gedankenimpulse im Körper in Bewegung umgesetzt werden. Er fragt sich nie, was in seinem Gehirn beim Denken von komplizierten Abläufen vonstatten geht. Er macht sich keine Gedanken über die Balance seiner Gedanken und Gefühle.

Der an Parkinson erkrankte Mensch hingegen erlebt den Beginn des Verlustes der Kontrolle über seinen Organismus. Der Körper reagiert nicht mehr automatisch auf die Bewegungsimpulse. Der Erkrankte kann seine Gefühle und Stimmungen nicht mehr so gut kontrollieren und steuern wie früher. Seine Denkabläufe sind trotz aller Bemühungen manchmal störanfällig und generell verlangsamt. Dieser Verlust von Kontrolle auf der körperlichen, emotionalen sowie der kognitiven Ebene macht den Menschen unsicher. Er löst Angst aus.

Die Angst wird ab diesem Zeitpunkt zu einem ständigen Lebensbegleiter:
- Angst, was im Körper geschieht,
- Angst, wie sich die Veränderungen auf das Denken und Fühlen auswirken,
- Angst, wie sich diese Angst auf die Persönlichkeit und die Beziehung zu anderen Menschen auswirkt.

Spätestens jetzt ist Ihr Handeln gefordert: Suchen Sie sich kompetente Ansprechpartner und reden Sie über Ihre Ängste, auch in der Familie!

Sprechen Sie mit Ihrem Partner, Ihrem Arzt oder einem professionellen Therapeuten. Setzen Sie sich mit den Angstgedanken auseinander, was ist berechtigt, was übertrieben? Was verändert sich in Ihrem Leben? Machen Sie sich klar, wie Sie sich (oft nicht ausgesprochen) Ihr weiteres Leben vorgestellt hatten – ist jetzt wirklich alles anders ? Können Sie sich vorstellen, auch als Kranker ein aktives, zufrieden stellendes Leben zu führen?

Vielleicht sind Sie zu diesem Zeitpunkt schon weniger ausdauernd und schneller erschöpft, so dass Sie Ihre Arbeit kaum noch schaffen. Beschäftigen Sie sich mit dem Gedanken, früher als geplant in Rente zu gehen! Ist das so schlimm? Es gibt so viele sinnvolle und/oder schöne Dinge, die der Mensch tun kann – planen Sie Ihr Leben neu! Lassen Sie bei Bedarf bisherige Lebensziele los und erarbeiten Sie sich neue!

Sie alle kennen den Spruch: Das Glas Wasser kann schon halb leer oder noch halb voll sein! Beschäftigen Sie sich in Gedanken nicht ständig mit Dingen, die Sie verloren haben. (Das gilt auch für die so genannten Gesunden.) Konzentrieren Sie sich auf die Aktivitäten, die Sie können. Viele Parkinsonbetroffene sind gute Zuhörer, geduldige Ratgeber oder tolerante Freunde für ihre Umwelt geworden.

Wichtig ist, jetzt zu leben und das Leben zu genießen.

Den ersten Schock aktiv überwinden

- Ausführliche Gespräche mit dem Partner und Freunden, eventuell auch sofortige psychotherapeutische Betreuung haben das Ziel
  - Angst zu reduzieren,
  - auf ein Leben mit relativer Zukunftsangst vorzubereiten,
  - auf eine bewusste und gesunde Lebensführung hinzuwirken
  - und bewusste Aktivitäten, die Freude machen, anzuregen.
- Wichtig ist, die vorhandene Lebensqualität nicht vorzeitig durch Angst vor der Zukunft zu zerstören, sondern sogar bewusster als bisher zu erhalten und zu genießen.
- Die Arbeit an der Akzeptanz (des Krankseins überhaupt und besonders) dieser Krankheit ist mit zielgerichteter Aktivität deutlich zu unterstützen. Arbeiten Sie an Frühsymptomen, gehen Sie von Anfang an aktiv mit Problemen um, haben Sie Spaß am Üben und empfinden Sie Ihren Körper als angenehm und positiv.

Bewegungstherapie bei Krankheitsbeginn

Sie haben bereits erfahren, dass ein umfassendes Therapiekonzept in jedem Fall die Bewegungstherapie beinhalten soll. Nun fragen Sie sich möglicherweise, warum – vor allem dann, wenn die Symptome bei Ihnen bisher noch gar nicht so ausgeprägt in Erscheinung getreten sind.

Gute Gründe für eine Bewegungstherapie

Wie Sie wissen, werden durch die Erkrankung Ihre Bewegungsfunktionen betroffen. So kann die erhöhte Muskelspannung zu Bewegungseinschränkungen und Spannungsschmerzen führen, die veränderte Haltung unter Umständen die Atemfunktion beeinträchtigen. Ferner werden so genannte automatisierte Bewegungen, das heißt Bewegungen, die wir täglich vollziehen ohne darüber nachzudenken, beeinträchtigt.

Durch die medikamentöse Therapie werden Sie sozusagen mit den nötigen »Substanzen« versorgt, die Ihre Beweglichkeit bewahren sollen. Doch um die Bewegungsfunktionen umfassend lebendig zu halten, ist – so hat die Erfahrung gezeigt – eine konsequente Bewegungstherapie nötig. Sie erhalten von dieser Seite her praktisch eine Hilfe zur Selbsthilfe. Anders ausgedrückt: aufbauend auf eine ausgewogene medikamentöse Versorgung gibt Ihnen die regelmäßig durchgeführte Bewegungstherapie die Möglichkeit, Ihr Bewegungsrepertoire sowie Ihre Beweglichkeit lange aktiv zu erhalten, die Haltung gezielt zu regulieren und Folgeerscheinungen vorzubeugen.

Ferner werden Sie spüren, dass durch die Bewegung Ihr Selbstbewusstsein, ja Ihr Selbstwertgefühl gesteigert wird und somit sich auch die Lebensqualität deutlich erhöht. Die bisherigen Erfahrungen haben bestätigt, dass es günstig ist, möglichst frühzeitig mit einer gezielten Bewegungstherapie zu beginnen. Denn gerade am Anfang der Erkrankung fällt es Ihnen noch leichter, Bewegungsabläufe zu erlernen und ein verbessertes Körper- und Bewegungsempfinden zu erlangen. Dazu kommt zu diesem Zeitpunkt ein großer prophylaktischer Wert.

Welche Möglichkeiten bieten sich an?

In dieser Phase ist es sinnvoll, an der Gruppengymnastik der regionalen Parkinson-Selbsthilfegruppen teilzunehmen (eine aktuelle Adressenliste der Regionalgruppen erhalten Sie über die DPV Deutsche Parkinson Vereinigung, Anschrift siehe Anhang Seite 179).

Speziell im Verbund mit gleichfalls Betroffenen macht Bewegung noch mehr Freude – und es lässt sich erleben, dass man nicht im Abseits stehen muss, sondern sich gegenseitig etwas geben kann. Vielleicht finden Sie auf diese Weise auch Möglichkeiten, ungeahnte eigene Fähigkeiten zu fördern.

In der Einzeltherapie kann noch gezielter auf Ihre persönliche Situation eingegangen werden. Sie wird von Bewegungstherapeuten (Krankengymnasten bzw. Physiotherapeuten) in deren Praxen durchgeführt. Für die Gruppen- wie auch Einzeltherapie erhalten Sie von Ihrem Arzt ein Rezept, auf dem steht zum Beispiel: Krankengymnastik auf neurophysiologischer Basis / Gruppen- bzw. Einzelbehandlung.

Weitere Maßnahmen

Als sinnvolle Ergänzung dieser Bewegungstherapie seien hier noch die Massagen und die Bewegungsbäder zu nennen. Die häufig gerade im Schulter-Nackenbereich auftretenden muskulären Verspannungen erfahren durch regelmäßig durchgeführte (1- bis 2-mal wöchentlich) Wärmeanwendungen und Massagen eine wohl tuende Linderung. Gleichsam lösend wirkt die Therapie im 32–34 °C warmen Wasser bei einer Wassertiefe von 1,20–1,40 Meter. Der Auftrieb des Wassers entlastet dazu die Gelenke, der Wasserwiderstand vermittelt bei langsam durchgeführten Bewegungen Sicherheit. Da die hohen Temperaturen Ihren Kreislauf allerdings belasten können, sollten Sie diese Maßnahme zuvor mit Ihrem Arzt abklären.

Ein Leben in Bewegung

Neben dem, was wir Ihnen bisher zur Bedeutung der Bewegungstherapie gesagt haben, möchte wir Sie jedoch auch darauf hinweisen, dass Sie Ihr bisheriges Leben nun nicht völlig aufgeben und nur noch von Therapien bestimmen lassen sollten. Führen Sie also weiterhin gewohnte Tätigkeiten fort, solange diese Sie nicht zu sehr belasten. Das gilt ebenso für eine Sportart, die Sie eventuell bislang betrieben haben. Im Grunde sind fast alle Disziplinen auch weiterhin empfehlenswert, außer Extrem- und Kraftsportarten. Halten Sie diesbezüglich Rücksprache mit Ihrem Arzt. Sicher wäre es gut, den Leistungsgedanken zurückzustellen, um Überanstrengungen zu vermeiden.

Ein Motto, das Sie von nun an begleiten könnte, wäre:
Regelmäßig ein bisschen Bewegung am Tag – mit Freude und Spaß – hält die Lebensgeister in Schwung.

Logopädie – auf erste Sprachstörungen achten

Nachdem bei Ihnen die Diagnose »Parkinson« gestellt worden ist, haben Sie sicher einen großen Informationsbedarf was diese Diagnose konkret bedeutet, wie Sie sich auf Ihr Leben auswirkt. Einiges wurde in den vorangehenden Kapiteln schon näher beleuchtet. Sicherlich sind Sie im Zusammenhang mit Parkinson bereits auf Begriffe wie »Sprechstörungen« und Empfehlungen zur »Sprachtherapie« gestoßen und fragen sich nun, was in diesem Bereich auf Sie zukommen kann.

Zunächst einmal soll klargestellt werden:
Nicht die Sprache als geistiges System von Wörtern und Grammatikregeln wird durch die Parkinsonerkrankung in erster Linie beeinträchtigt. Parkinson betrifft vor allem die Beweglichkeit. Einschränkungen in diesem Bereich können sich aber auch auswirken auf den mimischen Ausdruck, die Stimme und die Aussprache. Diese Veränderungen werden als Sprechstörungen oder mit dem Fachbegriff »Dysarthrophonien« bezeichnet. Sie können sich bereits zu Beginn der Erkrankung zeigen.

Der Gesichtsausdruck verändert sich

Vielleicht fühlt sich Ihr Gesicht manchmal angespannter an als sonst oder andere fragen, warum Sie so ernst bzw. böse schauen, obwohl Sie selbst gar nicht diesen Eindruck haben. Solchen Veränderungen können durch Lockerungsübungen und gezielte Bewegungen der Gesichtsmuskulatur entgegengewirkt werden.

Passive Lockerung durch Massage

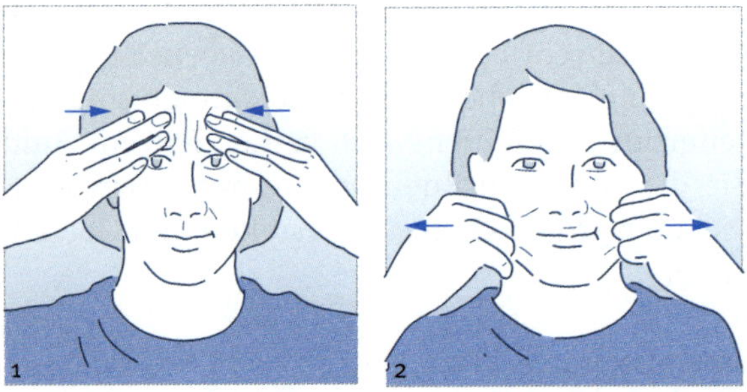

1: Stellen oder setzen Sie sich bequem hin und beginnen Sie damit, das Gesicht auszustreichen.

2: Lockern Sie nun die Muskulatur im Wangenbereich durch zupfen.

Achten Sie bei den Übungen auch auf die Entspannung des Kieferbereiches: Lassen Sie den Unterkiefer hängen, so dass der Mund leicht offen bleibt. Auch weites Gähnen trägt zur Dehnung des Kiefers und der Kehlkopfmuskulatur bei. Finden Sie heraus, was Ihnen persönlich gut tut und was zu Ihrer Lockerung beiträgt.

Dies könnte zum Beispiel auch eine entspannende Gesichtsmaske oder das intensive Einreiben des Gesichtes mit einer wohl tuenden Creme sein.

Aktive Lockerungsübungen für die Gesichtsmuskulatur und die Mimik

Zur besseren Eigenwahrnehmung ist es sinnvoll, diese Übungen vor einem Spiegel durchzuführen. Sie könnten sich dies zum Beispiel jedes Mal im Anschluss an das Zähneputzen oder das Rasieren vornehmen.

Stellen Sie sich bestimmte Gefühle vor und zeigen Sie diese Ihrem Spiegelbild durch Ihren Gesichtsausdruck. Scheuen Sie sich nicht, dabei ruhig etwa zu übertreiben. Versuchen Sie während der Übungen bewusst wahrzunehmen, was Sie dabei eigentlich mit Ihrem Gesicht machen.

Fallen Ihnen noch andere Gesichtsausdrücke ein? Probieren Sie vor dem

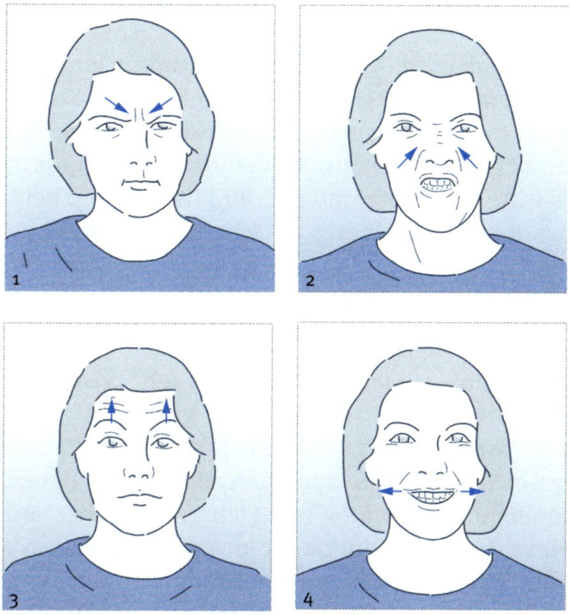

1: Wenn Sie skeptisch oder wütend sind: Die Augenbrauen werden zusammengezogen, die Lippen eventuell etwas zusammengekniffen.

2: Wenn Sie sich vor etwas ekeln: Die Nase wird gerümpft.

3: Wenn Sie erstaunt sind: Die Augenbrauen werden nach oben gezogen.

4: Wenn Sie sich freuen: Der Mund wird zum Lächeln breitgezogen.

Bewegungsbeispiele für den Mundbereich

Achten Sie bitten bei allen Bewegungen darauf, dass Sie möglichst groß ausfallen und dass Sie die einzelnen Gesichtspartien im Anschluss wieder locker lassen.

- Die Lippen spitzen
- Die Lippen breitziehen
- Die Lippen im Wechsel breitziehen und spitzen
- Die Lippen mit einem deutlichem »p« platzen lassen
- Die Oberlippe über die Unterlippe ziehen
- Die Unterlippe über die Oberlippe stülpen
- Die Wangen aufblasen, die Luft halten. Dann die ganze Luft nur in eine Wange, danach in die andere schicken. Dabei sollte möglichst keine Luft entweichen.

Spiegel aus, was Sie noch alles mit Ihrem Gesicht machen können. Sie werden schon bald merken, dass Ihnen die »Grimassen« leichter fallen und sich die Beweglichkeit der Gesichtsmuskulatur verbessert.

Mit der Stimme in Übung bleiben

Haben Sie oder Ihre Umgebung den Eindruck, dass Ihre Stimme leiser geworden ist? Klingt sie manchmal heiser? Oder erreichen Sie beim Singen schwerer die hohen Töne? Durch die Bewegungseinschränkung, die Akinese bzw. Hypokinese der Kehlkopfmuskeln, können solche Symptome hervorgerufen werden. Es wäre aber ganz und gar der falsche Weg, beim Auftreten solcher Beschwerden Ihre Stimme zu schonen. Oft wird gefragt:

- Soll ich denn jetzt überhaupt noch singen?
- Schadet das meiner Stimme nicht?

Im Gegenteil! Wenn Sie mit Freude singen, wird sich das sehr positiv auf die Beweglichkeit Ihrer Stimmbänder auswirken. Hier gilt wirklich der alte Spruch: Wer rastet, der rostet. Ziehen Sie sich daher nicht aus Bereichen zurück, in denen Sie Gelegenheit zum Sprechen oder Singen haben. Behalten Sie alle diesbezüglichen Aktivitäten bei! Sicherheitshalber sollten Sie bei anhaltender Heiserkeit der Stimme diese von einem Hals-Nasen-Ohren-Arzt untersuchen lassen, der Ihnen gegebenenfalls auch eine gezielte Stimmübungsbehandlung bei einem Logopäden verschreiben kann. Dadurch lassen sich Verbesserungen der durch die Parkinsonerkrankung eingeschränkten Stimmfunktion erzielen – sofern die Übungen intensiv und regelmäßig durchgeführt werden.

Konkrete Übungsvorschläge zur Kräftigung Ihrer Stimme finden Sie auf den Seiten 108f.

Die Aussprache

Auch die Deutlichkeit der Aussprache kann manchmal durch die Parkinsonerkrankung beeinträchtigt sein. Vielleicht leiden Sie auch nach Einnahme bestimmter Medikamente unter Mundtrockenheit und haben dann das Gefühl, die Zunge klebe Ihnen am Gaumen fest. Falls dies der Fall ist, sollten Sie auf eine gute Befeuchtung des Mundraumes achten – durch ausreichendes Trinken, Lutschen von sauren Drops oder Salzpastillen (Saures oder Salziges regt den klaren Speichelfluss am stärksten an) oder durch Kauen von Kaugummi. Durch die Tätigkeit der Kaumuskulatur werden beim Kaugummi kauen die Speicheldrüsen am stärksten angeregt.
Probieren Sie Verschiedenes aus und finden Sie auch hier heraus, was Ihnen am besten hilft. Wenn Sie für die Deutlichkeit Ihrer Aussprache etwas üben möchten, können Sie Therapieanregungen auf Seite 100 finden.

Tipp: Das laute Vorlesen von Texten mit Dialogen hilft ebenfalls dabei, eine Stimme »beweglich« zu halten.

Zwei Texte zum lauten Vorlesen

Der Schuh und der Pantoffel

Ein Schuh mit Schnalle redete einen Pantoffel, der neben ihm stand, also an: »Lieber Freund, warum schaffst Du Dir nicht auch eine Schnalle an? Es ist eine vortreffliche Sache!«
Darauf versetzte der Pantoffel: »Ich weiß in Wahrheit nicht einmal, wozu die Schnallen eigentlich nützen!«
»Die Schnallen«, rief der Schuh hitzig aus, »wozu die Schnallen nützen? Das weißt Du nicht? Ei, mein Himmel, wir würden ja gleich im ersten Morast stecken bleiben.«
»Ja, liebster Freund«, antwortete der Pantoffel, »ich gehe nicht in den Morast.«

(G.C. Lichtenberg in Neckermann, 1986)

Die Schnecke

Eine Schnecke, die an einem Bahndamm wohnt, ärgerte sich alle Tage über einen Schnellzug, der vorbeisauste und sie durch sein wüstes Benehmen in ihrem Geschäft störte.
»Das will ich ihm austreiben!«, sagte die Schnecke zu sich selbst, stellte sich zwischen den Geleisen auf und streckte drohend ihre Fühler aus, als sie den Zug in weiter Ferne auftauchen sah.
»Niederstoßen werde ich ihn«, sagte sie voll grimmen Mutes. Der Zug kam heran und brauste über die Feindin hinweg. Die Schnecke drehte sich um und sah dem Davoneilenden nach.
»Er hält nicht stand«, sagte sie verächtlich, »er reist aus, er ist ein Feigling.«

(P. Keller in Thiel, 1970)

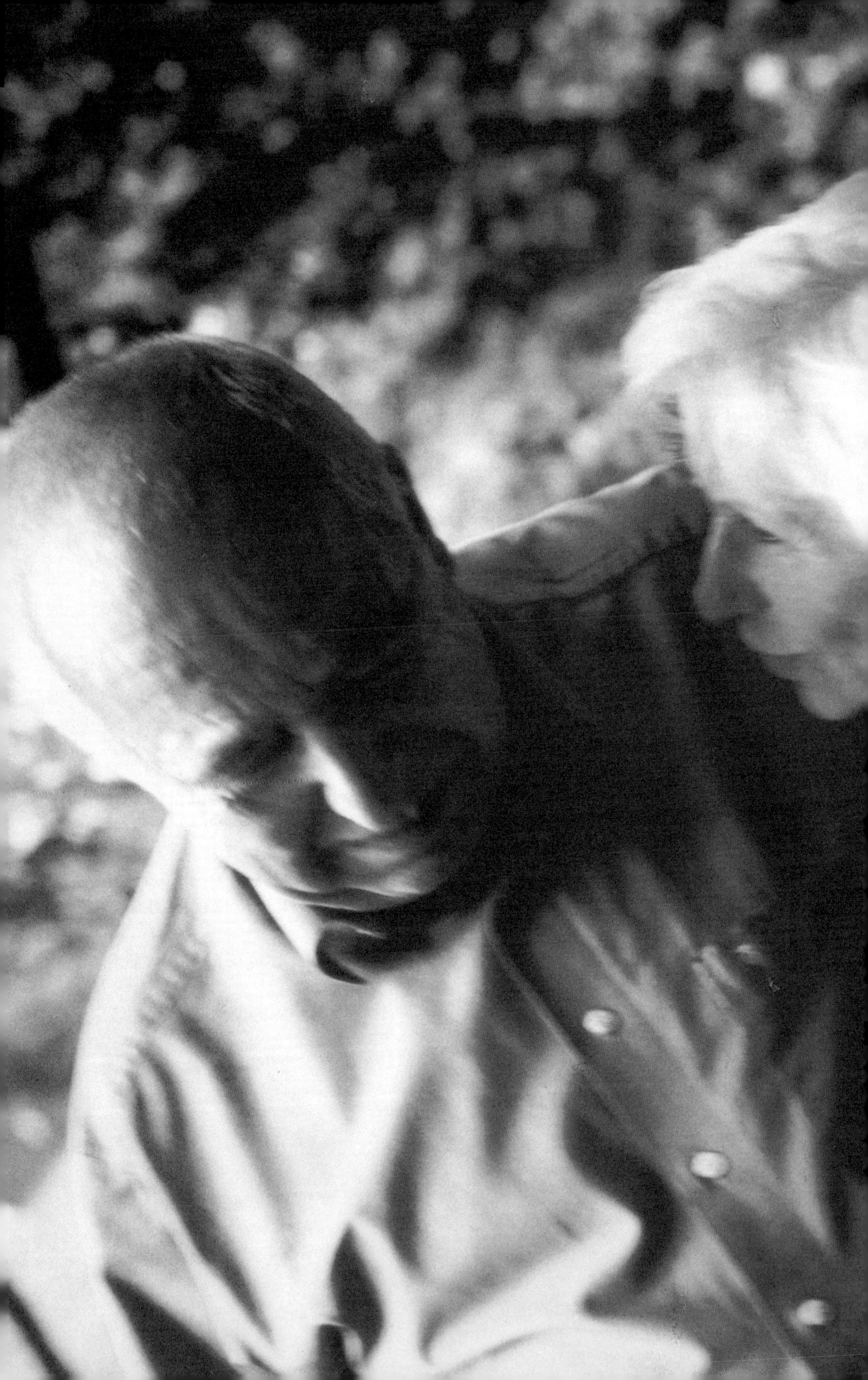

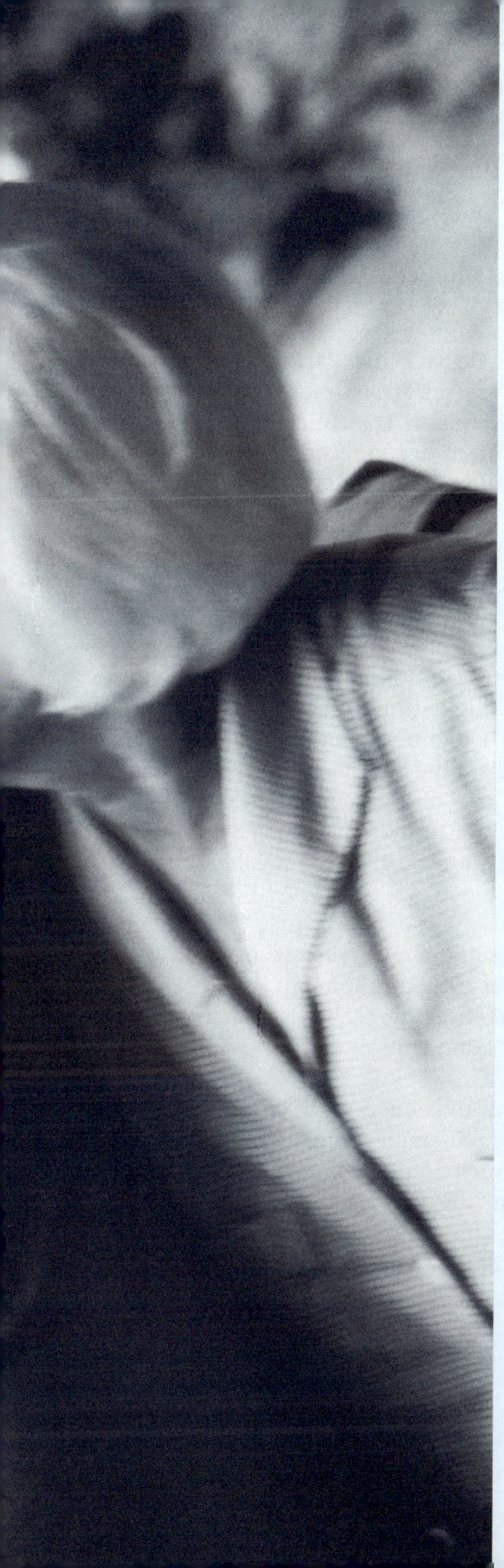

Phase 2

Deutliche und sichtbare Zeichen der Erkrankung

Lesen Sie im zweiten Teil dieses Buches, welcher Art die Veränderungen sind, die ein Fortschreiten der Krankheit mit sich bringt. Da der Verlauf der Parkinsonkrankheit von Fall zu Fall sehr stark variiert, wird die Therapie immer individuell auf jeden einzelnen Patienten abgestimmt. Wir informieren Sie über die umfassenden Behandlungsmöglichkeiten in den Bereichen Medikation, Logopädie und Bewegungstherapie und geben Ihnen konkrete Übungsanleitungen. Darüber hinaus zeigen wir Ihnen, wie Sie in dieser zweiten Phase Ihrer Erkrankung mit dem veränderten Leidensdruck besser umgehen und wie Sie auftretendem Stress und Depressionen begegnen können.

Veränderungen der Krankheit und ihre Behandlung

In diesem Kapitel erfahren Sie, wie sich die Parkinsonerkrankung weiter entwickeln kann und wie es zu diesen Veränderungen kommt. Wir geben Ihnen zudem einen Überblick über die unterschiedlichen Möglichkeiten vor allem der medikamentösen Behandlung, die sich an Ihrem individuellen Krankheitsverlauf orientiert.

Allmähliche Symptomzunahme

Der Verlauf der Parkinsonkrankheit ist im Einzelfall sehr unterschiedlich. Es gibt Patienten, die über viele Jahre hinweg nur geringe Symptome spüren und in ihrer Leistungsfähigkeit und Lebensqualität kaum beeinträchtigt sind. Bei den meisten Patienten nehmen jedoch bei längerem Bestehen der Krankheit vor allem die Steifigkeit und die Verlangsamung in den Bewegungsabläufen zu – dies geschieht in der Regel aber sehr langsam. Manchmal kann auch Zittern das führende Symptom bleiben, so dass die Beweglichkeit in diesen Fällen weit gehend erhalten bleibt.

Seien Sie beruhigt: Auch wenn die zunehmenden Belastungen im Verlauf der Erkrankung Ihre Lebensqualität mindern können, ist heute infolge verbesserter Behandlungsmöglichkeiten die Lebenserwartung keineswegs kürzer als bei gleichaltrigen Gesunden.

Für Sie wird es jedoch wichtiger, für die eine oder andere Entlastung im Alltag zu sorgen und unterstützende Therapien wie die Krankengymnastik und die Logopädie zu nutzen. Auch an psychologische Hilfe sollte gedacht werden. Wie einschränkend die Krankheit von dem Einzelnen empfunden wird, hängt gerade hier immer mit davon ab, inwieweit man bereit ist, sie zu akzeptieren und mit ihr – und nicht gegen sie – zu leben.

Die Medikamentenwirkung wird unzuverlässiger

Möglicherweise bemerken Sie nach mehreren »stabilen« Jahren ungewohnte, neuartige Symptome an sich. Vielleicht haben Sie das Gefühl, dass Ihre bisherigen Medikamente nicht mehr so zuverlässig wirken oder Sie sie weniger gut vertragen. Ihr Arzt wird die Medikamente überprüfen und gegebenenfalls neu anpassen.

Nach etwa drei bis sieben Krankheitsjahren kann spürbar werden, dass die Wirkung der Medikamente im Tagesverlauf schon vorzeitig abklingt. Durch nachlassende Beweglichkeit oder stärkeres Zittern signalisiert der Körper: »Es ist Zeit, die nächsten Medikamente einzunehmen«. Hierbei handelt es sich um das so genannte end-of-dose-Phänomen (englisch »end-of-dose« = Ende der Dosis).

Überbewegungen in den Griff bekommen

Nach noch längerer Krankheitsdauer können Phasen guter und schlechter Beweglichkeit unvorhersehbar und abrupt wechseln. Diese Erscheinung bezeichnet man als on-off-Phänomen (englisch: »on-off« = ein-aus), wie bei einem Lichtschalter. In Phasen guter, aber auch schlechter Beweglichkeit kann es zu gewissen Überbewegungen – so genannten Hyperkinesen oder Dyskinesien – kommen. Diese äußern sich durch unbeabsichtigte Bewegungen der Gliedmaßen, weniger des Kopfes und Rumpfes. In schweren Fällen können die Gliedmaßen so stark schleudern, dass der Kranke sich dabei selbst verletzen kann.

Bei leichter Ausprägung sind die Überbewegungen harmlos, obgleich sie vom Patienten und auch den Angehörigen häufig als störend erlebt werden. Bisweilen muss sogar ein gewisses Maß an Überbewegungen in Kauf genommen werden, um dem Patienten weiterhin eine ausreichende Beweglichkeit zu garantieren.

Beobachten Sie, wann die Überbewegungen auftreten, da sie vom Arzt völlig unterschiedlich behandelt werden müssen.

Peak-Dose-Hyperkinesen (englisch peak-dose = Dosisspitze) zeigen sich zum Zeitpunkt der stärksten L-Dopa-Wirkung. Biphasische Hyperkinesen (= zu zwei Zeiten) treten in der An- und Abflutphase der Medikamente auf, werden also eingeleitet und abgelöst von schlechten Bewegungsphasen.

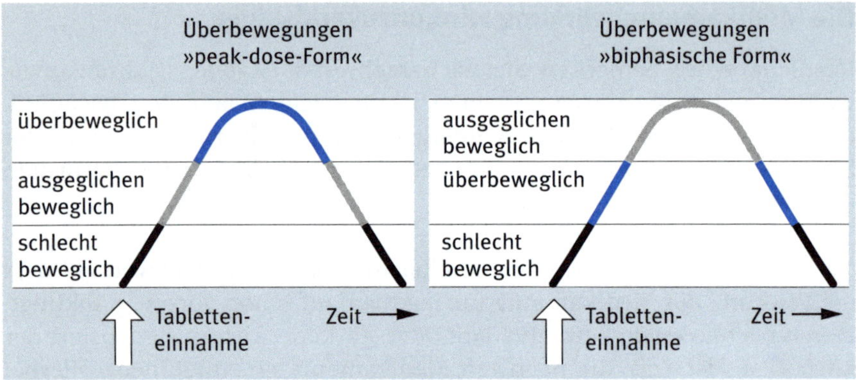

Die 2 Phasen, in denen Überbewegungen nach der Medikamentengabe auftreten.

Worauf verstärkte Symptome und Wirkschwankungen beruhen

Im Verlauf der Erkrankung kann der Eindruck entstehen, dass die Medikamente trotz regelmäßiger Einnahme in ihrer Wirkung nachlassen. Zu Grunde liegen diesem scheinbaren Wirkverlust jedoch Veränderungen im Gehirn selbst: die Zahl funktionstüchtiger Dopamin herstellender Nervenzellen hat mit der Zeit weiter abgenommen.

Seien Sie nicht beunruhigt, die Medikamentenwirkung ist auch zukünftig gegeben. Allerdings müssen L-Dopa und/oder andere Wirkstoffe verstärkt zugeführt werden.

Für die Wirkungsschwankungen der Medikamente (end-of-dose- und on-off-Phänomen) hat die Parkinsonforschung andere Mechanismen ergründet: Zum einen speichert das Gehirn im Tagesverlauf zugeführtes L-Dopa weniger zuverlässig, so dass es für Bewegungsimpulse nicht mehr immer bedarfsgerecht verfügbar ist. Zum anderen können eine verzögerte Magenentleerung, aber auch zu viel Nahrungseiweiß zunehmend die Aufnahme von L-Dopa aus dem Darm erschweren. Die Medikamentenwirkung ist daher nicht mehr so gleichmäßig und verlässlich wie in früheren Krankheitsjahren.

Darüber hinaus reagieren die Rezeptoren (siehe Seite 22) an bestimmten Schaltstellen im Gehirn mit der Zeit auf Dopamin empfindlicher, so dass der für die Bewegungsimpulse nötige Signalfluss zeitweilig unangemessen verstärkt wird. Hyperkinesen, also Überbewegungen sind die Folge.

Welche weiteren Untersuchungen nötig werden können

Liegt bei Ihnen ein typisches idiopathisches Parkinsonsyndrom vor, sind apparative Untersuchungen im Krankheitsverlauf in der Regel nicht erforderlich. Viel mehr ist Ihre Eigenbeobachtung wichtig, etwa wenn Wirkschwankungen vorliegen. Dokumentationsbögen, die die Phasen wechselnder Beweglichkeit festhalten, geben einen raschen Überblick (siehe Abbildung). Sie oder ein Angehöriger sollten einige Zeit eine solche Aufzeichnung vornehmen. Hierdurch verbessert sich die Eigenwahrnehmung und der Arzt kann die Medikamente gezielt zuordnen.

Ungewöhnliche Krankheitsbilder erkennen

Nur wenn ungewöhnliche Symptome auftreten oder sich Beschwerden rasch und nicht nachvollziehbar verschlechtern, wird der Arzt weitere Diagnostik einleiten. Zweiterkrankungen dürfen dabei nicht übersehen werden. Auch an sekundäre und atypisch verlaufende Parkinsonsyndrome muss gedacht werden.

Auffällig bei den sekundären Parkinsonsyndromen ist, dass die Kranken ihre Füße beim Gehen breitbasig aufsetzen, um das Gleichgewicht nicht zu verlieren. Sie haben zunehmend Schwierigkeiten, die Blasenfunktion zu kontrollieren und leiden unter einer nachlassenden Gedächtnisleistung. Ursächlich können Durchblutungsstörungen in tieferen Hirnstrukturen zu Grunde liegen. Diese Durchblutungsstörungen sind auch unter der Bezeichnung subkortikale arteriosklerotische Enzephalopathie bekannt. Auch ein Verlust von Hirngewebe durch erweiterte Hirnkammern – ein so genannter Normdruckhydrozephalus – kann zu diesen parkinsonähnlichen Störungen führen. Hier ist auch der Begriff »Pseudoparkinsonsyndrom« gebräuchlich.

Zu den atypischen Parkinsonsyndromen zählen Erkrankungen, deren Symptomatik über die der klassischen idiopathischen Parkinsonkrankheit weit hinaus geht. Hierzu gehören die Multisystematrophien, kurz MSA. Bei diesen Erkrankungen sind neben der schwarzen Substanz auch andere Hirnregionen vom Nervenzellverlust betroffen. Das Parkinsonsyndrom ist hierbei nur ein Teilaspekt umfassender Störungen im Nervensystem. Hierbei kommt es zu vegetativen Symptomen wie Blutdruckabfall mit Ohnmachtsneigung, Inkontinenz, aber auch Schluckstörungen und ausgeprägten Gleichgewichtsstörungen (Ataxie). Diese Symptome können in unterschiedlicher Kombination und Ausprägung auftreten.

Deutliche und sichtbare Zeichen der Erkrankung

Name:

Datum/ Uhrzeit	MO	Di								
5.00	✗	✗								
6.00	✗	✗								
7.00	✗	●								
8.00	●	✗								
9.00	●	●								
10.00	✓	●								
11.00	✓ Ü	✓								
12.00	✓ M	✓								
13.00	✓	✓								
14.00	✓	✓								
15.00	●	✓								
16.00	●	●								
17.00	●	✗								
18.00	✗	✗								
19.00	✗	✗								
20.00	✗	✗								
21.00	✗	✗								
22.00	✗	✗								

Beweglichkeit:
- ☑ gut (grün)
- ■ mittel (blau)
- ☒ schlecht (rot)

Falls bei Ihnen Symptome wie Zittern, Überbewegung oder Muskelkrämpfe auftreten, tragen Sie zusätzlich ein Z, Ü, oder M ein:

Z = Zittern
Ü = Überbewegung
M = Muskelkrämpfe

Multisystematrophien
- Olivoponto-cerebelläre Atrophie
- Striato-nigrale Degeneration
- Shy-Draeger-Syndrom

Weitere atypische Parkinsonsyndrome
- Progressive supranukleäre Blickparese
- Kortikobasale Degeneration

Mögliche Behandlungen in der zweiten Phase

Das Wichtigste zuerst: Weder allein durch Medikamente noch durch alleinige Krankengymnastik oder andere Therapien ist die Parkinsonkrankheit auf Dauer ausreichend zu behandeln. Je nach Einschränkung, die die Erkrankung bei Ihnen mit sich bringt, kommen die verschiedenen Methoden immer kombiniert und in verschiedener Gewichtung zur Anwendung.

Für jeden Betroffenen die geeignete Kombination finden

Meist müssen Sie sich als Patient jetzt darauf einrichten, die Medikamente in kürzeren Abständen einzunehmen. Für ältere Patienten, die oft noch wegen weiterer Erkrankungen behandelt werden, kann sich daraus eine Vielzahl von Tabletten ergeben, die über den Tag verteilt eingenommen werden müssen. Die Parkinsonmedikamente sind hierbei aber vergleichsweise niedrig dosiert.

Ihr Hausarzt oder Neurologe wird auf Grund Ihrer Informationen und seiner Beobachtungen die Medikamente immer wieder so gut wie möglich Ihrem individuellen Krankheitsverlauf anpassen.

Vielfältige Hilfe bei Krankheitsverschlechterung
Maßgeschneidert für jeden Patienten wird der Arzt ein Therapiekonzept aufstellen, das nicht nur den körperlichen, sondern auch den seelischen Veränderungen gerecht wird.

Die Hauptsymptome der Krankheit – Rigor, Akinese und Tremor – bessern sich auf die Parkinsonmedikamente am eindrucksvollsten. Gleichgewichtsstörungen und Sprechprobleme sind hiermit ebenfalls günstig zu beeinflussen. Jedoch haben Krankengymnastik und Logopädie hier eindeutig Vorrang.

Vegetative Störungen beheben

Beschwerden wie Schlafstörungen oder vermehrter Speichelfluss bessern sich bereits durch die Parkinsonmedikamente. Andere Symptome können nur durch spezielle Medikamente und weitere Maßnahmen gelindert werden. Entnehmen Sie nachfolgender Tabelle, welche Möglichkeiten bei den einzelnen Beschwerden hilfreich sind. Neben der Medikamenteneinnahme können Sie auf diese Beschwerden in gewissem Umfang selbst aktiv Einfluss nehmen, sei es durch intensive Begleittherapien, bewusste Ernährung oder die Verwendung von Hilfsmitteln.

Die Psyche positiv beeinflussen

Depressive Verstimmungen sind vielen Parkinsonpatienten bekannt. Da die Depressionen durch das Ungleichgewicht der Nervenbotenstoffe im Gehirn mitverursacht werden, bessern sie sich oft schon im Zusammenhang mit einer passenden Parkinson-Medikation. Medikamente auf pflanzlicher Basis wie Johanniskraut wirken zusätzlich stabilisierend. In schweren Fällen werden über gewisse Zeit Präparate wie trizyklische Antidepressiva eingesetzt, die auch vermehrten Harndrang und Speichelfluss lindern können. Da die Depressionen auch eine nachfühlbare Reaktion auf das chronische Kranksein darstellt, ist für die meisten Patienten eine stützende psychologische Therapie nützlich.

Merkfähigkeitsstörungen treten bei Parkinsonpatienten etwas häufiger auf als bei anderen gleichaltrigen Personen. Medikamente helfen hier nur begrenzt. Auf jeden Fall sollte auf anticholinerge Parkinsonmittel verzichtet werden, da sich unter ihnen das Gedächtnis sonst weiter verschlechtert.

Als Betroffener sollten Sie sich jetzt darauf einstellen, dass engmaschige Arztkontakte nötig werden. Die Medikamente müssen sorgfältig überprüft werden, vielleicht wird Ihr Arzt auch eine Krankenhausbehandlung ins Auge fassen. Alle unterstützenden Therapien sollten intensiviert werden. Hiermit ist eine gute Lebensqualität weiter aufrechtzuerhalten – selbst wenn nicht alle Symptome beseitigt werden können.

Tab. 2: Ansatzpunkte der verschiedenen Medikamente/Maßnahmen

Symptome	Wie kann mir geholfen werden?	Was kann ich selbst tun?
Gestörtes Ein- und Durchschlafen infolge schlechter Beweglichkeit	L-Dopa-Retardpräparate	mildes Schlafmittel (Baldrian, Hopfen), Bett- und Nachtwäsche auf glatten, wenig haftenden Stoffen, spezielle Entspannungsübungen
Schwitzattacken	Anticholinergika (Bornaprin u. a.)	Salbeitee oder -dragees, saugfähige Kleidung, häufiger umziehen
Vermehrter Speichelfluss	L-Dopa leicht erhöhen, Anticholinergika (Trihexiphenydyl, Biperiden u.a., selten: Einspritzen von Botulinustoxin in die Speicheldrüsen	Lutschen von Bonbons, Speichel »wegschlucken«, Schlucktraining
Mundtrockenheit	Anticholinergika vermindern, Achtung: auch andere Medikamente verursachen einen trockenen Mund!	Lutschpastillen (Emser Salz), Trinkmenge erhöhen
Häufiger Harndrang	L-Dopa erhöhen, Anticholinergika	Regelmäßige Toilettengänge zur »Erziehung« der Blase, Höscheneinlagen
Blasenentleerungs-Hemmung	Anticholinergika absetzen, Amantadine vermindern	Urologen aufsuchen
Nachlassende Sexualfunktion	L-Dopa, Dopaminagonisten, psychologische Beratung,	offenes Gespräch mit dem Partner suchen
Kreislaufstörungen (Blutdruckabfall/Schwindel)	Midodrin, Domperidon	Trinkmenge steigern, kaltwarme Wechselduschen, Kompressionsstrümpfe
Magen-Darm-Beschwerden (Übelkeit)	Domperidon	Medikamente während oder nach den Mahlzeiten einnehmen, Achtung: die Wirkung kann verspätet einsetzen!
Verstopfung	Leichte Abführmittel wie Milchzucker, Backpflaumen, Macrogol 3350	Trinkmenge erhöhen, ballaststoffreich ernähren. Bauchdecke im Uhrzeigersinn massieren

Wenn die Beweglichkeit wechselt – differenzierte Medikation

Sobald die Medikamente nicht mehr gleichmäßig wirken und es zu einem end-of-dose- oder on-off-Phänomen kommt (siehe Seite 75), muss die Therapie noch stärker erweitert werden. Wenn sie bislang noch keine COMT-Hemmer oder Dopaminagonisten enthält, sollten diese zur Verbesserung der L-Dopa-Wirkung zugesetzt werden.

Für junge Patienten bieten sich Dopaminagonisten wie Pergolid, Pramipexol oder Cabergolin an. Bei älteren Patienten greift man besser auf Präparate wie Dihydroergocriptin, Bromocriptin oder Lisurid zurück und dosiert niedriger. Auch Amantadine und MAO-B-Hemmer ergänzen die bisherigen Medikamente wirkungsvoll. Anticholinergika werden nur eingesetzt, wenn sich die Nebenwirkungen in Grenzen halten.

Ernährungsumstellung manchmal nötig

Bei einigen Patienten wirkt die Behandlung mit L-Dopa-Präparaten unzureichend, wenn sie die Medikamente während oder nach den Mahlzeiten einnehmen oder sich zu eiweißreich ernähren. Zu viel Nahrungseiweiß behindert die Aufnahme von L-Dopa aus dem Darm.
In solchen Situationen sollten Sie darauf achten, die Medikamente vor den Mahlzeiten einzunehmen. Versuchen Sie darüber hinaus, den Eiweißgehalt Ihrer Nahrung wieder etwas zu verringern, indem Sie weniger Fleisch, Fisch und anderes zu sich nehmen.

Überbewegungen richtig einordnen

Die Behandlung der Überbewegungen verlangt unterschiedliches Vorgehen. Handelt es sich um Überbewegungen zum Zeitpunkt der stärksten L-Dopa-Wirkung, also so genannte Peak-Dose-Überbewegungen (siehe Seite 75), wird L-Dopa leicht verringert. Bei unwillkürlichen Bewegungen in der An- und Abflutphase der Medikamente – den so genannten biphasischen Überbewegungen (siehe Seite 75) – fügt man in den kritischen Zwischenphasen eher zusätzliche Medikamente ein. Damit wird die Beweglichkeit wieder ausgeglichener. Leichte Wirkschwankungen lassen sich ambulant behandeln. Bei unberechenbaren Beweglichkeitswechseln und ausgeprägten Überbewegungen sollte eine Krankenhausbehandlung erwogen werden, da der Patient engmaschiger beobachtet werden kann.

Was bringt die Apomorphinpumpe?

Damit bestimmte Wirkstoffe noch zuverlässiger vom Körper aufgenommen werden, wurden für Parkinsonpatienten Instrumente entwickelt, wie sie aus der Insulinbehandlung von Diabetikern bekannt sind.
Das Präparat Apomorphin, ein Dopaminagonist, ist für die Parkinsonbehandlung nicht zugelassen, kann jedoch mit Einverständnis des Patienten von einem erfahrenen Arzt verwendet werden. Der Wirkstoff wird in flüssiger Form als Einzelgabe oder kontinuierlich mit Hilfe einer am Körper befestigten Minipumpe in die Haut gespritzt. Die Handhabung ist jedoch für den in einer schlechten Bewegungsphase befindlichen Patient nicht einfach, so dass ein Helfer erforderlich ist. Außerdem können an den Einstichstellen unangenehme Hautveränderungen auftreten, so dass in jedem Fall vorher genau abzuwägen ist, ob eine Apomorphinbehandlung sinnvoll ist.

Verschiedene Behandlungswege sind möglich

Sie haben jetzt einige Behandlungsrichtlinien in groben Zügen kennen gelernt und daraus ersehen, dass bei einem Fortschreiten der Erkrankung durchaus unterschiedliche Möglichkeiten die Parkinsonsymptome lindern können. Die Zusammenstellung und Dosierung der Medikamente richtet sich nach Ihrem ganz persönlichen Krankheitsbild und hängt auch davon ab, ob Sie Beschwerden wie etwa Ruhezittern tolerieren können. Manchmal fühlt man sich als Betroffener wohler mit einer Behandlung, die zwar nicht alle Symptome beseitigt hat, dafür aber gut vertragen wird und weit gehend frei von Nebenwirkungen ist.

Grundsätzlich ist die Besserung der Parkinsonsymptomatik mit verschiedenen Wirkstoffen möglich. Welche Vorgehensweise sich langfristig als überlegen erweist – und somit den Krankheitsverlauf bremst – ist noch nicht sicher. An dieser Frage wird in Studien weltweit gearbeitet.

Zur Behandlung nicht idiopathischer Parkinsonsyndrome

Hier ist genau zu prüfen, inwieweit die Therapie mit Parkinsonmedikamenten nützlich ist. Bei Patienten mit Gehirndurchblutungsstörungen (SAE, siehe Seite 27) müssen zusätzliche Risikofaktoren wie Bluthochdruck, Herzerkrankungen und Diabetes durch entsprechende Mitbehandlungen minimiert werden.

Patienten mit einem atypischen Parkinsonsyndrom, die oft unter vegetativen Beschwerden wie Blutdruckabfall und Blasenschwäche leiden, erhalten spezielle Medikamente. Unterstützende Therapien wie Krankengymnastik, Schlucktraining und psychologische Beratung, ebenso wie soziale Hilfestellungen und Entlastungen tragen bei, die Lebensqualität dieser Betroffenen zu erhalten.

Beruhen die Parkinsonsymptome auf einem Normdruckhydrozephalus (siehe Seite 149), ist ein neurochirurgischer Eingriff erforderlich. Die Störungen sind dann zum größten Teil rückbildungsfähig.

Antworten auf häufige Patientenfragen

Muss ich ständig Medikamente einnehmen?

Ja, denn es handelt sich bei der Parkinsonkrankheit um ein chronisches Leiden. Die Dauermedikation muss akzeptiert werden wie bei anderen chronischen Erkrankungen (Bluthochdruck, Diabetes) auch. Unterbrechungen der Behandlung können unter Umständen zu einer sehr starken Verschlechterung des Zustandes führen, in fortgeschrittenen Stadien bis hin zu akinetischen Krisen.

Ist in jedem Fall eine Krankenhausbehandlung erforderlich?

Zu Beginn der Erkrankung reichen ambulante Behandlungen aus, sofern die Diagnose eindeutig ist. Im Krankheitsverlauf werden für die meisten Patienten stationär Behandlungen zur Neueinstellung der Medikamente und zur Durchführung intensiver Begleitbehandlungen notwendig. Zusatzerkrankungen wie schwere fieberhafte Infekte sollten besser stationär behandelt werden, da sie oft die Parkinson-Symptome verschlechtern und eine Anpassung der Medikamente erfordern können.

Ist die Erkrankung ansteckend?

Eindeutig nein, eine Ansteckung kann ausgeschlossen werden.

Was muss bei der Ernährung beachtet werden?

Die Ernährung sollte möglichst reich an Ballaststoffen wie Vollkornprodukten und Obst oder Gemüse sein. Eine spezielle Diät für Parkinson-Patienten ist in der Regel nicht notwendig. Nur in ganz seltenen Fällen, vor allem in späteren Krankheitsstadien, kann es zweckmäßig sein, den Eiweißgehalt der Speisen (Fleisch, Fisch) etwas zu verringern. Hierzu sollte der behandelnde Arzt konsultiert werden, damit kein Eiweißmangel entsteht.

Wann wirken die Medikamente am besten?

Die Medikamente wirken besser, wenn sie vor dem Essen oder zwischen den Mahlzeiten verabreicht werden. Magenempfindliche Patienten können die Tabletten mit etwas Zwieback oder während der Mahlzeiten einnehmen.

Wie verhält es sich mit Genussmitteln?

Gegen das gelegentliche Trinken eines Glases Bier, Wein oder Sekt bestehen keinerlei Bedenken. Es sei denn, es sprechen andere gesundheitliche Gründe dagegen. Bohnenkaffee kann zu verstärktem Zittern führen.

Darf ich noch rauchen?

Rauchen ist für Parkinsonkranke genauso schädlich wie für andere Menschen. Langjähriges Rauchen kann zu Durchblutungsstörungen führen, die wiederum die Parkinson-Symptomatik akzentuieren können.

Gibt es Einschränkungen bei Reisen?

Erhebliche Einschränkungen sind nicht nötig. Allerdings vertragen viele Parkinson-Patienten große Hitze schlecht. Daher sind Gegenden mit hohen Temperaturen wie z. B. die Tropen nicht zu empfehlen. Bei Flugreisen mit Zeitverschiebung sollte die Medikation nach Ankunft am Zielort in etwa an die aktuelle Ortszeit angeglichen werden.

Der Umgang mit zunehmendem Leidensdruck und Depressionen

Wenn die Erkrankung fortschreitet und auch die Umwelt langsam die sichtbaren Zeichen der Parkinsonerkrankung wahrnimmt, wird es für die Betroffenen zusehends schwerer, sich mit dieser Situation auseinander zu setzen. Das Leben mit den deutlichen Symptomen sowie den Nebenwirkungen der Medikamentenbehandlung belastet sie zunehmend. Lesen Sie, wie Sie mit diesem Leidensdruck und oft in dieser Phase auftretenden Depressionen besser umgehen können.

Parkinsonbetroffene nennen ihre Belastungen

Eine Befragung von etwa 350 Parkinsonbetroffenen durch die Forschungsgruppe von Herrn Professor H. Ellgring vom Psychologischen Institut I der Universität Würzburg ergab, dass die folgenden Situationen immer wieder als besonders quälend und bedrückend empfunden werden: 97 Prozent der Parkinsonbetroffenen leiden unter ihrer eingeschränkten Handgeschicklichkeit. 86 Prozent beklagen, dass sie ihre Gefühle nicht mehr so gut ausdrücken können und ihrer Umwelt gegenüber als desinteressiert und »stumpf« erscheinen, weil ihre Gestik und Körpersprache krankheitsbedingt vermindert sind. Fast alle Betroffenen (96 Prozent) spüren eine gesunkene Leistungsfähigkeit, die hauptsächlich durch die generelle Verlangsamung, aber auch sehr deutlich durch ihre – im Vergleich zu früher – geringere Motivation und den nachlassenden Antrieb zustande kommt; 90 Prozent von ihnen bemerken selbst: »Dinge, die mir früher Spaß gemacht haben, tue ich jetzt nicht mehr!«

Auch die seit dem Erkennen der Krankheit vorhandene Lebensangst wird wieder stärker, und viele Betroffene (93 Prozent) geben zu, Angst vor der Zukunft zu haben. Probleme bereitet auch die Tatsache, dass neben der allgemeinen Leistungsminderung in so genannten Stresssituationen – also immer, wenn es darauf ankommt, wenn man unter Druck steht und alles extra gut funktionieren soll – die körperliche Anspannung und die psychische Fixierung auf die Symptomatik stärker werden (90 Prozent).

Diese Erlebnisse rufen dann Probleme und Rückzugstendenzen gegenüber der Umwelt und dem Partner hervor. Viele sagen: »Was den Umgang mit anderen Menschen betrifft, so fühle ich mich unsicherer als früher« (83 Prozent). 84 Prozent der an Parkinson leidenden Patienten fühlen sich vor allem bei der Anwesenheit vieler Menschen überlastet und einer Stresssituation ausgesetzt. Die logische Konsequenz aus einem solchen Rückzugsverhalten: Fremde, aber auch Freunde und Bekannte werden zunehmend gemieden – die soziale Isolation nimmt ihren Anfang. Auch im Zusammenleben mit anderen Menschen – sei es im Familienkreis oder in der Paarbeziehung – treten massive Veränderungen auf, die Patienten beklagen, dass die Beziehung zu ihrem Partner seit der Krankheit schlechter geworden ist. Dies drückt sich in zweierlei Verhaltensweisen aus: Einerseits machen sich 70 Prozent der Betroffenen Sorgen um die zusätzlichen Belastungen des gesunden Partners, die durch ihre Krankheit entstehen, und bei 83 Prozent drückt sich das Problem in der Alltagsgestaltung durch weniger gemeinsame Aktivitäten aus.

Parkinson im fortgeschrittenen Stadium führt bei den Betroffenen zu meist sehr starken Verlustgefühlen: »Die Krankheit ist schuld, dass ich am richtigen Leben nicht mehr teilnehmen kann«.

Das Denken engt sich mehr und mehr auf das Kranksein ein, alles dreht sich nur noch um die Erkrankung und die Konsequenzen, die diese auf das gesamte Leben hat. Konflikte in der Familie und Partnerschaft entstehen, weil die Gesunden das aktive Leben fortsetzen möchten, den Betroffenen andererseits aber nicht alleine lassen wollen.

Die für unser tägliches Wohlbefinden notwendigen Erfolgserlebnisse und positiven Ereignisse werden immer seltener, was die Tendenz hin zu depressivem Denken und Fühlen noch zusätzlich verstärkt. Verlustdenken, Verlassenheitsgefühle, Nutzlosigkeitsdenken, Leere, Freudlosigkeit des Alltags, Angst vor den zunehmenden Beeinträchtigungen und Hoffnungslosigkeit sind daher auch die typischen Anzeichen einer – beginnenden oder bereits vorhandenen – Depression.

Die positive Selbstbeeinflussung

Damit diese negativen Gedanken nicht völlig von Ihnen Besitz nehmen und Ihre Situation dadurch noch weiter verschlechtern, ist es wichtig, diese oft fast automatisch ablaufende Entwicklung im Denken, Fühlen und Handeln bewusst nicht zu wollen und ihr von Anfang an gegenzusteuern.

Jetzt ist ein ganz wichtiger Zeitpunkt, die Möglichkeit der positiven Selbstbeeinflussung kennen zu lernen.

Wie positive Selbstbeeinflussung wirkt

Bei dieser Methode besteht folgender Zusammenhang zwischen dem Menschen und seinem Denken:

- **Im ungünstigen Sinn**

Ein Mensch, dessen Körper durch Angstgefühle blockiert ist, der sich passiver dem Kranksein überlässt, wird seine Funktionstüchtigkeit immer weiter verlieren.

- **Im günstigen Sinn**

Ein Mensch der seine vorhandenen körperlichen Möglichkeiten und seine sozialen Fähigkeiten voll ausschöpft und durch Training aufrechterhält, wird zum bestmöglichen Funktionieren seines Körpers beitragen und sich zusätzlich durch seine Aktivitäten wohl fühlen. Ein solches positives Verhalten trägt auch dazu bei, dass sich der Verlauf und damit eine Verschlechterung einer Erkrankung hinauszögern können.

Jeder Mensch, auch der Gesunde, kann das Gefühl, Problemen hilflos ausgeliefert zu sein, sehr schlecht ertragen. Probleme werden geringer – und damit erträglicher und lösbar – wenn man weiß, was man dagegen tun kann.

Das Selbstwertgefühl wieder aufbauen

Das Selbstwertgefühl ist bei Parkinsonbetroffenen deutlich gesunken durch:

- Kontrollverlust und Scheu vor der Öffentlichkeit
- Passivität
- Isolation
- Leistungsminderung
- Stressanfälligkeit
- Depression

Damit Sie auch weiterhin, Ihrer persönlichen Situation entsprechend, aktiv am Leben teilnehmen können, muss es in dieser Phase darum gehen, Ihr Selbstwertgefühl wieder aufzubauen.

Die Sichtbarwerdung von Symptomen ist endgültig der Zeitpunkt, mit der Information »Ich habe Parkinson« gegenüber jedermann offen umzugehen. Es macht keinen Sinn, durch Verstecken und mit der Hilfe von »Notlügen« die Aufmerksamkeit der Mitmenschen auf sich zu lenken. Diese Aufmerksamkeit und die dadurch zwangsläufig entstehenden Vermutungen und Gerüchte setzen Sie nur unnötig unter Stress und schaden Ihnen damit.

Üben Sie zu Hause, die Krankheit mit ein paar Sätzen zu erklären und machen Sie von sich aus den ersten Schritt: Gehen Sie offen auf Ihre Freunde, Arbeitskollegen, Nachbarn und Bekannten zu und informieren Sie sie über Ihre Situation. Wir hören immer wieder viel von positiven Reaktionen der Umwelt. Auch die von den Betroffenen gefürchteten Mitleidsbekundungen bleiben bei sachlicher Information meist aus.

Wir alle wissen, dass der Kontrollverlust sich auf den gesamten Organismus erstrecken kann: Der Körper reagiert nicht mehr automatisch auf die Bewegungsimpulse. Auch die Gefühle und Stimmungen sind nicht mehr so gut kontrollierbar und steuerbar. Die Denkabläufe sind trotz aller Bemühungen manchmal störanfällig und generell verlangsamt. Derartige Erlebnisse verunsichern die Betroffenen von Anfang an stark, das ist auch ganz verständlich. Versuchen wir dennoch, das Geschehen zu verstehen und vor allem es zu akzeptieren: Die biochemischen Tatsachen haben wir Ihnen im ersten Teil unseres Buches bereits ausführlich erklärt. In diesem Zusammenhang müssen wir noch einmal deutlich festhalten, dass es ein Erzwingen von chemischen Prozessen nicht geben kann. Allein mit meiner bloßen Willenskraft kann ich keine Bewegung erzwingen. Die biochemischen Voraussetzungen, die hierfür nötig wären, sind durch zwanghaftes Wollen oder gar Wutgefühle nicht herbeizuführen – im Gegenteil: Jedes negative Gefühl führt zu Hemmungen und Blockierungen.

Wenn es auch schwer umzusetzen ist, machen Sie sich immer wieder bewusst: Nur aus einem Gefühl von Gelassenheit und Ruhe heraus ist größtmögliche positive Beeinflussung meiner Erkrankung möglich. Wut und zwanghafte Versuche, den Zustand vor Ausbruch der Krankheit erreichen zu wollen, werfen mich zurück und bringen mich nicht weiter.

In einem sich selbst verstärkenden Prozess erzeugen die Bewegungsstörungen des Parkinsonkranken den Eindruck von Kontrollverlust. Wertschwankungen und eine Zunahme der Symptomatik erzeugen Gefühle von Hilflosigkeit und Ausgeliefertsein: Der Kontrollverlust erschüttert das Vertrauen in die eigenen Fähigkeiten, führt zu Selbstzweifeln und mindert das Selbstwertgefühl. Die Folgen sind meist Angst, Scham bis hin zu Depressionen. Diese emotionalen Reaktionen erhöhen erheblich den Körperstress durch muskuläre Anspannung und eine vegetative Aktivierung.

Damit wird aber natürlich auch die Parkinsonsymptomatik verstärkt – wodurch es zu einem noch weiter zunehmenden Kontrollverlust kommt und das Selbstvertrauen sich weiter reduziert. Damit wird aber natürlich die Parkinsonsymptomatik verstärkt: Die Erhöhung der Anspannung und die negative Akzentuierung gehen einher mit höherem Dopa-Bedarf. Wird dieser Bedarf möglicherweise nicht gedeckt, macht sich der Mangel wiederum als Verstärkung der Symptome bemerkbar. Diese Symptome erleben die Betroffenen dann, als ob sie immer weniger Kontrolle über das Geschehen haben.

Der Tenor ist: »Mein Körper tut das Gegenteil von dem, was ich erwarte«. Dadurch verringert sich das Selbstvertrauen immer weiter.

Schema A

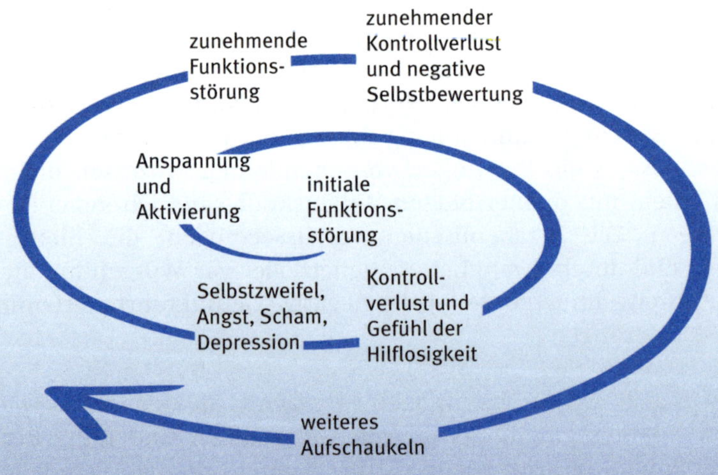

Der Teufelskreis von körperlicher Symptomatik, negativer Selbstbewertung und Vermeidungsverhalten.

Der Teufelskreis von sozialen Anforderungssituationen und Vermeidungsverhalten setzt die Verminderung des Selbstwertgefühls weiter fort:

Schema B

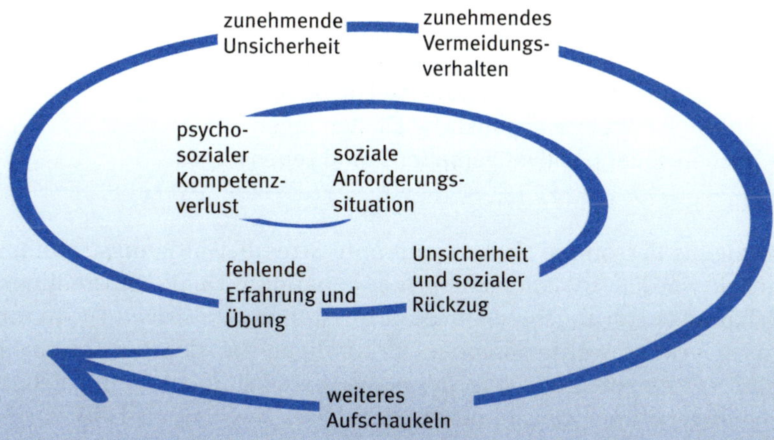

Der Teufelskreis von sozialen Anforderungssituationen und Vermeidungsverhalten.

Menschen mit wenig Selbstvertrauen vermeiden es, auf andere Menschen zu treffen, sie ziehen sich mehr und mehr zurück. So verlieren sie die Übung und den sicheren Umgang mit Menschen. Das Erleben von unangenehmen Situationen – so genannten Misserfolgserlebnissen – und die Defizite durch mangelnde Übung erhöhen ständig die Unsicherheit und verstärken das Vermeidungsverhalten.

So wird klar, dass die Erkrankung Parkinson wie kaum eine andere Krankheit den Menschen im Ganzen beeinträchtigen kann: Körperliche Beeinträchtigungen bedingen eine negative Selbsteinschätzung und Situationswahrnehmung, führen mit Hilfe von Angst und Scham zu sozialem Rückzug und Vermeidungsverhalten.

Wer aber nicht mehr unter Freunden ist oder angenehme Unterhaltung genießt (denken Sie beispielsweise an Konzerte, Kino, Sportveranstaltungen oder Vereinsfeiern), hat weniger Freude am Leben und gibt »die Schuld« der Krankheit, die auf diese Weise zum Feind wird.

Arbeitsschritte zum Abbau dieser Teufelskreise sind:

- Kennen lernen des Zusammenhanges zwischen Parkinson und Belastungen
- Kennen lernen der allgemeinen Gesetzmäßigkeiten des Zusammenspiels von Körper, Denken und Gefühlen
- Einüben positiver Einflüsse auf den Körper
  - Durch mentale und körperliche Entspannung
  - Durch hilfreiche gedankliche Einstellungen
- Finden neuer positiver Verhaltens- und Lebensregeln

Für Sie als Betroffene sind so genannte Stressbewältigungstrainings entwickelt worden, in denen alle bisher genannten Denk-, Einstellungs- und Verhaltensänderungen zu einem bewussten und positiven Leben mit Parkinson erlernt werden können. Erkundigen Sie sich bei Ihrem behandelnden Arzt, ob und wo in der Nähe Ihres Wohnortes ein solches Training angeboten wird und nutzen Sie dieses Angebot als Hilfe zur Selbsthilfe! Wenden Sie sich an die Deutsche Parkinson Vereinigung (dPV).

Die Stressbewältigung

Damit Sie eine ungefähre Vorstellung davon bekommen, was in einem solchen Training auf Sie zukommen würde, stellen wir Ihnen im Folgenden die typischen Inhalte und den Ablauf eines Stressbewältigungstrainings vor:

In einem Training zur Stressbewältigung werden folgende Themen aktiv angegangen:

- Parkinson und Belastungen
- Zusammenspiel von Körper und Geist
- Hilfreiche und nicht-hilfreiche gedankliche Einstellungen

1. Schritt – mit belastenden Situationen umgehen lernen

In Gruppengesprächen werden typische Belastungssituationen erörtert und Strategien gesucht, wie derartige Situationen aktiv bewältigt werden können, wie z. B. das Erklären der Krankheit oder das Reduzieren der Anforderungen im Berufsleben.

Wichtig ist es, sich nicht selbst oder durch andere unter Druck setzen zu lassen. Jeder Druck ist gleich bedeutend mit Anspannung; Anspannung wiederum erhöht das Erregungsniveau im Organismus, damit steigt der Dopaminbedarf – und so die Störanfälligkeit – die Folge: die Symptome werden stärker anstatt nachzulassen.

2. Schritt – mental und körperlich entspannen

Durch gezielte Entspannungsübungen erleben die Teilnehmer, dass Körper und Geist eine Einheit bilden, sich gegenseitig beeinflussen und durch bewusste Entspannung ein positiver Einfluss auf die eigenen Körperreaktionen gewonnen werden kann. So kann z. B. die Anwendung der progressiven Muskelrelaxation nach Jacobson eine wahre »Nothilfe« für Betroffene sein, die sich in einer der genannten Stresssituationen befinden.

Typische »Stressoren« von Parkinsonbetroffenen

- Zeitdruck
- Beobachtet werden, z. B. beim Bezahlen an der Supermarktkasse
- beim Leisten einer Unterschrift am Bankschalter
- beim Einsteigen in den Bus

3. Schritt – durch positive Gedanken beeinflussen

Anhand persönlicher Beispiele wird den Teilnehmern deutlich, wie kognitive Bewertungsprozesse dem Handeln und Fühlen vorausgehen. Nicht-hilfreiche – so genannte dysfunktionale – Einstellungen beeinflussen unser Handeln und Fühlen immer auch negativ. Neue, der gegenwärtigen Lebenssituation angemessene Einstellungen können aber erlernt werden und mit ihnen kann man sich von diesem negativen Gedankenkarussell befreien.

Mit Gedanken wie: »Wenn es bloß nicht wieder schief geht!«, also mit Angst vor dem Versagen, wird, wie wir gerade gesehen haben, die Anspannung erhöht. Eine ganz andere Reaktion ist aber gerade bei Parkinson wünschenswert: Hier geht es darum, in für den Patienten ungewohnten und unangenehmen Situationen die Anspannung und den Stress deutlich zu reduzieren. Eine solche Stressreduktion wird erreicht durch:

- Gedankenstopp bei Selbstzweifeln
- Bewusstes Denken positiver Selbstanweisungen (Du schaffst das!)
- Bewusstes Erinnern einer ähnlichen, erfolgreich bewältigten Situation
- Anwendung einer Kurzzeitentspannung (z. B. mit progressiver Muskelrelaxation)

Die Depression

Um eine aufkommende Depression bereits im Anfangsstadium zu unterdrücken und es gar nicht so weit kommen zu lassen, dass sie unser Leben bestimmt, ist es wichtig, zu verstehen, was Depression überhaupt bedeutet und wie sie zu Stande kommt. Dabei müssen wir versuchen, die Frage der biochemisch bedingten, der so genannten endogenen Ursache von Depression von der depressiven Reaktion auf – in diesem Fall – die Parkinsonkrankheit zu unterscheiden.

Wir sehen, dass die Erkrankung Parkinson eng mit dem Zustand einer Depression verknüpft ist. Viele der oben aufgeführten typischen Symptome einer Depression gehören auch zum Krankheitsbild der Parkinsonkrankheit, wie z. B. die Verlangsamung der Bewegung, Schlafstörungen, Tagesschwankungen, eine eingeschränkte Mimik und Gestik sowie eine ausgeprägte Zukunftsangst.

Sind depressive Phasen biochemisch bedingt ?

Wie wir wissen, sind bei Parkinsonbetroffenen Störungen in den Überträgerstoffen Dopamin, Serotonin und Noradrenalin bekannt (siehe Seite 22). Diese Stoffe, die auch als Transmitter bezeichnet werden, werden in biochemischen Modellen als ebenfalls mitverursachend für Depressionen betrachtet.

Für einen zumindest organischen Anteil der Depressionen sprechen weiterhin folgende Punkte:

1. Im Vergleich mit Personengruppen, die eine ähnlich starke Behinderung und eine vergleichbare eingeschränkte Selbstständigkeit aufweisen – wie dies z. B. bei den Erkrankungen Arthritis, Schlaganfall oder multipler Sklerose der Fall ist –, weisen Parkinsonbetroffene eine höhere Depression auf.

Was versteht man unter einer Depression?

Eine depressive Stimmung ist durch viele Symptome in verschiedenen Bereichen gekennzeichnet:

- **Im Gefühlsbereich**
  - Bedrückte und oft ängstliche Verstimmung, Schuldgefühle, Gefühle der Leere und des Erschöpftseins.
- **Im Gedankenbereich**
  - Selbstvorwürfe, negative Haltung gegenüber der eigenen Person, negative Einstellung zur Umwelt und zur Zukunft allgemein, vermehrtes Grübeln.
- **Im motorischen Bereich**
  - Motorische Hemmung, eingeschränkte Mimik, eingeschränkte Gestik, verringertes Aktivitätsniveau.
- **Im Bereich der Motivation**
  - Interessenverlust, Entschlussunfähigkeit, Antriebshemmung.
- **Im vegetativen Bereich**
  - Müdigkeit, Appetitlosigkeit, Schlaflosigkeit, Libidoverlust.

Das Lebensgefühl von Depressiven äußert sich in typischen Sätzen wie:

- »Ich kann mich nicht mehr freuen.«
- »Ich habe keine Interessen mehr.«
- »Ich bin ein Versager!«
- »Ich fühle mich innerlich leer!«
- »Alles fällt mir schwer!«
- »Ich spüre eine starke innere Unruhe in mir!«

2. Entgegen der logischen Überlegung, dass die Depression mit der Stärke der motorischen Einschränkung zusammenhängen müsste, ergeben Untersuchungen keine stärker ausgeprägte Depressivität und auch keine Verstärkung der Depressionen in den off- bzw. end-of-dose-Phasen (siehe Seite 75).

3. Depressionen gehen sogar oft der eigentlichen körperlichen Symptomatik voraus.

Dieser endogene Depressionsanteil bei Parkinson wird direkt durch die medikamentöse Therapie des Kranken mit Parkinsonmedikamenten und manchmal auch mit der zusätzlichen Gabe von Antidepressiva behandelt (siehe Seite 80).

Die selbstbeeinflussbaren Ursachen für Depressionen

Der psychoreaktive Anteil der Depression – das bedeutet, die Umstände, die durch eigenes Verhalten des Patienten die Depression erst auslösen bzw. verstärken – ist den Betroffenen meist überhaupt nicht bewusst. Die reaktive Depression lässt sich charakterisieren durch:

Ablehnung der eigenen Person durch negative Selbstwahrnehmung:

Der Parkinsonkranke nimmt sich auf Grund seiner eingeschränkten Gestik und Mimik als klassisch depressiv wahr, da eingeschränkte Mimik und Gestik bei anderen Personen generell mit Depression gleich gesetzt wird.

Parkinsonbetroffene fühlen sich von ihrem sozialen Umfeld abgelehnt. Die Selbstwahrnehmung ist negativ. Diese negative Wahrnehmung und Einschätzung der eigenen Person führt unweigerlich zum sozialen Rückzug. Der Kranke drängt sich selbst mehr und mehr in eine Isolationssituation, in der er zurückgezogen von der Außenwelt lebt. Dabei übersteigt aber dieser Rückzug das Maß seiner eigentlichen Einschränkungen und Behinderungen meist deutlich. Die Angst vor negativer Beurteilung basiert in der Regel gar nicht auf realen Erlebnissen, sondern nur auf der Vorstellung, wie diese Erlebnisse negativ ablaufen könnten (siehe ab Seite 87).

Ablehnung durch andere auf Grund der Verlangsamung:

Parkinsonbetroffene werden immer wieder von anderen Menschen als Suchtkranke oder Demente verkannt. Die dargebotene Verlangsamung sowohl in der Bewegung als auch bei Denkprozessen führt zu einer negativen Einschätzung. So wird das Zusammensein mit anderen Menschen für Parkinsonbetroffene oft wenig lohnend. Zudem erhalten sie auf Grund der Ungeduld und Schnelligkeit der anderen nur wenig Verstärkung in ihren Bemühungen, sich möglichst »normal« zu verhalten.

Abnahme von Verstärkungen (Belohnungen)

Das kennen wir alle: Wir sind umso aktiver, je mehr wir für Dinge, die positiv verlaufen, durch andere Personen belohnt werden. Der Umgang mit ihnen ist uns angenehm, sie zeigen uns ihre Sympathie und Wertschätzung, so dass wir gerne mit ihnen zusammen sind. Aber auch Tätigkeiten, die uns Freude bereiten und bei denen wir nicht auf die Zustimmung anderer angewiesen sind, haben einen selbstverstärkenden Charakter. Genau dieser Mechanismus aber aus Verstärkung von Aktivitäten durch eigene Genugtuung oder die Wertschätzung anderer fehlt bei Parkinsonbetroffenen.

Es kommt häufig vor, dass das Umfeld eines Parkinsonkranken sein depressives Verhalten unbewusst verstärkt, indem es dem Betroffenen gerade dann Sympathie, Interesse und Beachtung entgegenbringt, wenn dieser stark depressiv ist. Das führt sehr häufig zu einer dauernden Nichtbeachtung nicht-depressiver Verhaltensweisen. So ist es nur verständlich, dass der Kranke regelrecht »lernt«, depressives Verhalten zu zeigen – denn nur dann wird ihm Aufmerksamkeit zuteil.

Gefühl der Hilflosigkeit

Wenn ein Mensch denkt: »Alles ist zwecklos, ich kann doch nichts machen. Ich bin der Situation, in der ich mich befinde, völlig ausgeliefert! «, dann entsteht ein starkes Gefühl der Hilflosigkeit. In solchen Momenten fehlt gerade Parkinsonkranken die Objektivität, den Blick für die eigenen Aktivitätsmöglichkeiten zu bewahren. Es fällt ihnen schwer, die Möglichkeiten der Verhaltensänderung und der Lebensumgestaltung anzunehmen und ihr Leben danach neu auszurichten. Das Ausmaß an Hilflosigkeit ist auch definiert durch die Abhängigkeit von anderen. Parkinsonbetroffene werden oft in unnötigem Maße von Angehörigen, die es »gut meinen«, in die Unselbstständigkeit gedrängt und somit zu Passivität verurteilt. Die generelle Einstellung, der einzelne Mensch könne an seinem Schicksal doch nichts ändern, stellt in vielen Fällen von Anfang an einen starken Motor für »erlernte Hilflosigkeit und Passivität« dar.

Der Depressive braucht Unterstützung durch seine Mitmenschen

Depression macht Menschen einsam; sich zu Hause zu verkriechen und völlig ohne Beschäftigung den Tag zu verbringen, verstärkt die depressive Stimmung zunehmend. Helfen Sie Ihrem kranken Partner, dieses Loch zu überwinden: Zählen Sie ihm die große Zahl vorhandener Möglichkeiten zu sinnvoller Betätigung auf; dabei ist der erste Schritt oft sehr schwer und Sie werden einige Geduld mit dem Kranken haben müssen.

Hören Sie nicht auf, ihm immer wieder Anregungen zu liefern – auch zum Wiederanknüpfen an mitmenschliche Kontakte mit Kindern, Nachbarn, Bekannten und (früheren) Freunden. Die Wiedereingliederung des Betroffenen in sein soziales Umfeld und die größtmögliche Teilnahme am Alltagsleben entsprechend seiner individuellen Situation ist auch für den weiteren Verlauf der Krankheit sehr wichtig.

Bitten Sie z. B. auch Freunde oder Bekannte, den Kranken anzurufen! Auch eine Unterhaltung mit dem Nachbarn über eine Fernsehsendung, seine Hobbys oder seinen Beruf kann helfen, ihn aus seiner selbst gewählten Isolation herauszuholen. Unterstützen Sie aktiv die Planung zur Ausgestaltung des Tages oder einer ganzen Woche. Auch »kleine« Dinge (wie Aufstehen, Zeitung lesen) sollten in den Plan aufgenommen werden – jede Aktivität, erst recht das Einhalten des Plans, wird dadurch wichtig.

Reden Sie über angenehme Dinge der Vergangenheit und Gegenwart oder über alltägliche Dinge wie Sport, Garten, Wetter etc. Vermeiden Sie es aber unbedingt, über seinen depressiven Zustand zu sprechen.

Appellieren Sie nicht an den Willen des Depressiven. Gerade das »Nicht-Wollen-Können« ist ein Zeichen einer Depression. Durch moralischen Druck (»Du vernachlässigst mich!«) würde die Depression aber nur noch verstärkt werden. Kommen Selbstmordandeutungen bei Parkinsonkranken vor, sollten Sie diese offen und direkt ansprechen und nach Lösungswegen suchen, gegebenenfalls auch mit ärztlicher Hilfe. Dass depressive Menschen die Angehörigen belasten, darf ihnen nicht zum Vorwurf gemacht werden. Die Depression ist der niedergedrückten Person selbst lästig und sehr schmerzlich. Depressive allein zu lassen oder den Kontakt mit ihnen einzuschränken oder gar abzubrechen, ist immer der falsche Weg!

Die Planung des Tages mit Aktivitäten, die auch für den Depressiven Freude und einen Sinn ergeben, gelingt zum Beispiel relativ leicht mit der regelmäßigen Durchführung von Übungen zum Erhalt der Sprech- sowie der Bewegungsfähigkeit. Hier liegt einer von vielen Gründen für die Anregungen, die Sie in den folgenden beiden Kapiteln (ab Seite 100 und 110) finden. Bauen Sie auch diese Übungen ganz gezielt in den Tagesplan des Kranken mit ein. Diese fest eingeplanten »Termine« innerhalb des Tages- oder Wochenablaufes geben ihm Halt und wecken seinen Ehrgeiz, einmal erreichte Ziele und die damit verbundene Freude immer wieder erreichen zu wollen.

Selbsthilfe

So können Sie Ihren Tag planen

- Vorbereiten
  - Welche Aktivitäten/Aufgaben sind heute wichtig? Listen Sie alle Punkte der Reihe nach auf (nach Notwendigkeit oder Vorlieben geordnet).

    ____

    ____

    ____

  - Planen Sie nur die drei, vier oder fünf Punkte, die ganz oben auf der Liste stehen, für diesen Tag ein.

    ____

    ____

    ____

  - Überlegen Sie, welche Aktivität zu welcher Tageszeit am geeignetsten ist.

    ____

    ____

    ____

- Durchführen
  - Bereiten Sie eine Aktivität gedanklich vor, führen Sie sie zu einem geeigneten Zeitpunkt durch. Genießen den Erfolg bzw. den Gedanken: »Erledigt, ich habe es geschafft!«
  - Gönnen Sie sich eine Ruhepause und planen Sie auch diese in Ihre Vorbereitungen mit ein.
  - Erst danach beschäftigen Sie sich mit dem nächsten Vorhaben.

- Nachbereiten
  - Abends überlegen Sie, ob Ihre Planung und die Umsetzung weit gehend geklappt haben. Oder haben Sie doch wieder zu viel gewollt? Haben Sie sich gehetzt? Der Gedanke »Das war ein aktiver und erfolgreicher Tag für mich« ist ein gutes Ruhekissen für eine erholsame Nacht.

Die logopädische Behandlung gewinnt an Bedeutung

Mit zunehmendem Fortschreiten Ihrer Parkinsonerkrankung kann sich auch Ihre Stimme und Ihr Sprechen verschlechtern. Dann ist logopädische Behandlung angezeigt. Aber auch zu Hause können Sie eine Reihe von Übungen durchführen, die Ihre Stimme kräftigen und mit deren Hilfe Ihnen das Sprechen wieder leichter fallen wird.

Die Verschlechterung des Sprechens

Die Hauptsymptome der Parkinsonerkrankung (siehe Seite 41) – also Muskelsteifigkeit (Rigor), Bewegungsarmut (Akinese) oder Zittern (Tremor) – können auch die am Sprechen beteiligten Muskelgruppen betreffen. Bedingt dadurch können sich Symptome entwickeln, die einer logopädischen Behandlung bedürfen.

Sollten Sie selbst oder Ihr Umfeld bemerken, dass sich Ihr Sprechen zu verschlechtern beginnt, ist es daher sinnvoll und notwendig, wenn Sie mit Ihrem behandelnden Arzt über die Möglichkeiten einer logopädischen Therapie sprechen. Falls es in Ihrer Nähe eine logopädische Praxis gibt – Ihr Arzt kann Ihnen darüber sicherlich Auskunft geben oder Sie schauen selbst in den gelben Seiten Ihres Telefonbuches unter dem Stichwort »Logopädie« nach – kann Ihnen der Facharzt logopädische Übungsstunden verschreiben. Die Krankenkasse übernimmt dann auch die Kosten, bis auf den Selbstbeteiligungsanteil. Darüber hinaus wird heute auch in den meisten Parkinson-Fachkliniken Logopädie für die Patienten angeboten.

Auch wenn Sie vermuten oder es zutrifft, dass Ihr Partner beispielsweise altersbedingt schlechter hört, sollten Sie Rückmeldungen, die besagen dass Ihr Sprechen leiser oder nuscheliger geworden sei, ernst nehmen. Solche Veränderungen treten bei Parkinsonkranken häufig auf und es ist gut, sie frühzeitig zu bemerken.

Anzeichen für eine beginnende Verschlechterung des Sprechens

- Vermehrtes Nachfragen von Gesprächspartnern
- Gehäuftes Auftreten von Missverständnissen in Gesprächen
- Aufforderung der Gesprächspartner an Sie, lauter oder deutlicher bzw. langsamer zu sprechen

Möglicherweise bemerken Sie selbst zu Beginn diese Verschlechterung gar nicht. Dadurch kann es zu für beide Seiten unangenehmen Auseinandersetzungen kommen. Ein typisches Beispiel dafür ist der folgende Dialog:

Nicht-betroffener Partner
»Sprich doch mal lauter und nicht so undeutlich! Du bist ja kaum noch zu verstehen!»

Parkinsonbetroffener
»Ich spreche so laut wie immer. Du hörst schwer! Du müsstest mal zum Arzt gehen und dein Gehör untersuchen lassen!»

In einer wissenschaftlichen Untersuchung, die sich mit dem Sprechen und der Stimme von Parkinsonbetroffenen befasst, stellte man fest, dass es bei 80 Prozent der untersuchten Personen im Verlauf ihrer Erkrankung zu Einschränkungen in diesem Bereich kam.

Die Diskrepanz zwischen der eigenen Wahrnehmung – »Ich spreche wie immer« – und der Wahrnehmung der Gesprächspartner – »Du sprichst leiser und undeutlicher« – lässt sich zum Teil dadurch erklären, dass Sie von der Planung Ihrer Bewegung her tatsächlich wie immer sprechen – schließlich wollen Sie ja nicht leiser oder undeutlicher sprechen.
Da aber durch die parkinsonbedingte Bewegungsarmut Ihre tatsächlich ausgeführten Bewegungen schwächer ausfallen, kommt als Ergebnis das leisere und undeutlichere Sprechen zu Stande, das Ihre Gesprächspartner dann auch bei Ihnen beklagen.

Obwohl die beste Hilfe bei solchen Sprechschwierigkeiten in einer gezielten Therapie durch eine logopädisch geschulte Fachkraft liegt, gibt es auch einiges, was Sie selbst tun können, um Ihre Stimme zu kräftigen und Ihr Sprechen zu trainieren. Der folgende Übungsteil will Ihnen dazu einige Anregungen geben.

In der Regel können Sie die Übungen alleine durchführen. Manchmal ist es aber auch hilfreich, wenn Sie sie in Gegenwart Ihres Partners oder sogar gemeinsam mit ihm durchführen. So bekommen Sie eine positive Rückmeldung auf die ersten hörbaren Erfolge – und das motiviert Sie zum Weitermachen.

Logopädische Übungsbereiche

Auch die Logopädie arbeitet nicht alleine mit der Sprache. Damit die konkreten Sprechübungen auch wirklich effektiv sein können, geht jeder dieser Übungseinheiten ein allgemeiner Entspannungsteil voraus, der den gesamten Körper ansprechen soll. Darüber hinaus sind auch die Körperhaltung sowie die Atmung zwei wesentliche Säulen, auf denen eine kräftige und gefestigte Stimme aufbauen kann. Bevor wir also mit den eigentlichen Sprechübungen beginnen, machen wir Sie mit den weiteren, zu einer wirksamen logopädischen Behandlung gehörigen Bereichen vertraut.

Entspannung zur Einleitung der Sprechübungen

Da alle Muskelgruppen im Körper zusammenhängen, ist eine allgemeine Entspannung immer auch eine gute Voraussetzung für die Beweglichkeit der einzelnen Körperbereiche.

Vielleicht haben Sie selbst schon die eine oder andere Entspannungsmethode kennen gelernt, von der sie wissen, dass Sie Ihnen hilft.

Sehr gut geeignete und nicht nur für Parkinsonkranke empfehlenswerte Entspannungsmethoden sind:
Autogenes Training, Progressive Muskelentspannung nach Jacobson oder Atemtherapie.

Insbesondere der Nacken- und Schulterbereich ist für das Sprechen und die Stimme von Bedeutung. Daher geben wir Ihnen auch ab Seite 103 hierfür einige Übungen an die Hand, mit denen Sie diese Bereiche gezielt vor einer Sprechübung lockern können. Aber auch für zwischendurch eignen sich diese Übungen sehr gut, um vorhandene Spannungen abzubauen oder es erst gar nicht dazu kommen zu lassen.

Einleitende Entspannungsübung

Mit dieser Übung gelingt es Ihnen, schnell und effektiv zu entspannen. Sie ist auch hilfreich in Situationen, in denen Sie vermehrtem Stress ausgesetzt sind und den Aufbau von zu großer Anspannung vermeiden wollen:

Setzen Sie sich bequem und aufrecht hin und schließen Sie die Augen, so können Sie sich besser auf Ihre innere Wahrnehmung konzentrieren. Lassen Sie Ihren Atem von alleine kommen und gehen, lenken Sie dann Ihr Bewusstsein auf die Wahrnehmung einzelner Körperbereiche. Spüren Sie nach, ob Sie irgendwo eine Anspannung verspüren und versuchen Sie, loszulassen.

- Versuchen Sie, nacheinander die einzelnen Körperteile bewusst wahrzunehmen und zu entspannen: Füße – Beine – Gesäß – Bauch – Rücken – Schultern – Arme – Hände – Nacken – Gesicht

Lassen Sie sich genügend Zeit für diese Übung, um alle Körperbereiche bewusst wahrzunehmen und Ihre persönlichen »kritischen« Punkte festzustellen.

Lockerungsübungen für die Schultern

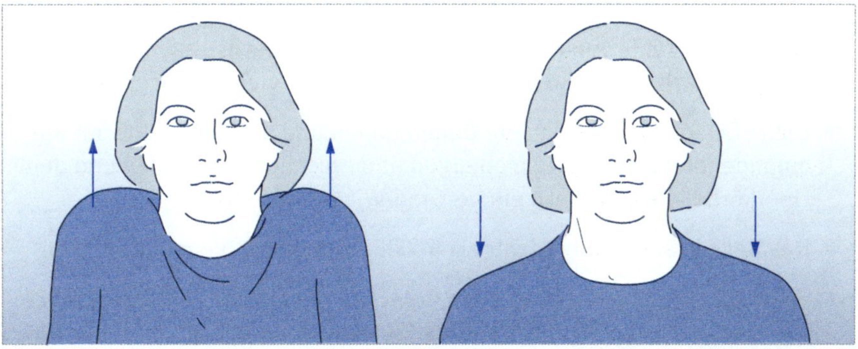

Ziehen Sie beide Schultern so weit wie möglich hoch und halten Sie sie kurz in dieser Position. Lassen Sie dann die Schultern wieder sinken. Spüren Sie der nachlassenden Spannung nach. Führen Sie die gleiche Übung danach jeweils nur mit einer Schulter durch.

Lockerungsübungen für den Nackenbereich

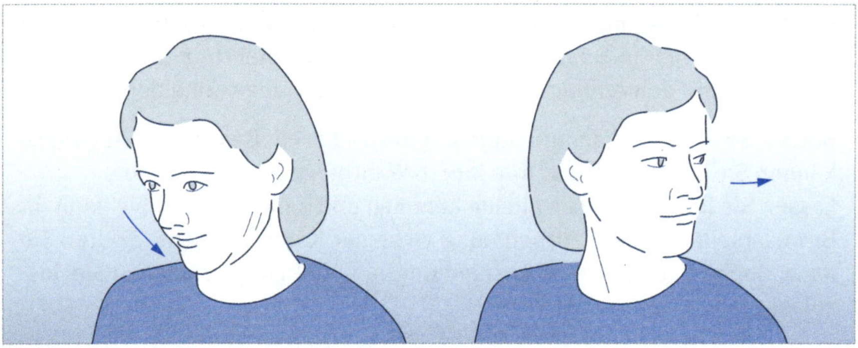

Lassen Sie das Kinn zur Brust sinken und richten Sie sich langsam wieder auf. Drehen Sie den Kopf langsam jeweils nach rechts und nach links – so, als ob Sie sich selbst über die Schulter schauen wollten. Verharren Sie jeweils einige Sekunden in dieser Position, bevor Sie den Kopf wieder langsam zur Mitte zurückdrehen.

Die richtige Körperhaltung

Wichtig für die optimale Wirkung der Entspannungsübungen wie auch später für die korrekte Ausführung der Sprechübungen ist auch immer die richtige Körperhaltung. So sitzen Sie bequem und gleichzeitig aufrecht:

- Die Füße sollten Kontakt zum Boden haben und ungefähr hüftbreit auseinander stehen. In den Kniebeugen und zwischen den Beinen und dem Oberkörper sollte nahezu ein 90-Grad-Winkel bestehen.
- Das Becken sollte aufgerichtet sein (kein Hohlkreuz, kein Rundrücken).
- Wenn Sie sich anlehnen möchten, rutschen Sie mit dem Gesäß nach hinten auf den Stuhl und zwar so, dass Sie bereits mit dem unteren Rückenbereich die Rückenlehne des Stuhles berühren.
- Richten Sie den Oberkörper auf, die Schultern zeigen locker seitwärts.
- Am besten gelingt Ihnen das Aufrichten des Nackens, wenn Sie sich vorstellen, ein unsichtbarer Faden würde Sie am Hinterkopf gerade nach oben zur Decke ziehen.

Die richtige Atmung

Zur Stimmbildung und zum Sprechen benötigen wir den Atem. Tiefes Atmen ist eine wichte Voraussetzung für kräftige Stimmgebung und gutes Sprechen. Die folgenden Übungen helfen Ihnen, Ihren Atem zu vertiefen und beim Sprechen effektiv einzusetzen.

- Setzen Sie sich bequem hin und schließen, wenn Sie möchten, die Augen. Lassen Sie nun Ihren Atem kommen und gehen, ohne sich dabei anzustrengen oder den Atem bewusst beeinflussen zu wollen. Konzentrieren Sie sich lediglich auf die Wahrnehmung Ihres Atems. Legen Sie Ihre Hände auf den Bauch und spüren Sie, wie Ihre Hände sich bei jedem Atemzug auf dem Bauch heben und senken. Verharren Sie einige Minuten in dieser Position und spüren Sie bewusst Ihren ruhigen und gleichmäßigen Atemzügen nach.

Wenn wir sprechen, verlängert sich die Ausatmungsphase, das Luft holen geht dabei schnell und fast automatisch:

- Legen Sie wieder eine Hand zur Kontrolle auf den Bauch und sprechen Sie »Psssst«, als wenn Sie jemanden dazu bringen wollten, leise zu sein. Spüren Sie dabei, wie sich Ihre Bauchdecke zusammenzieht und sich dann gleich wieder löst. Beim Sprechen muss die Atemergänzung schnell gehen. Sie können sich einen Blasebalg vorstellen, den man zusammendrückt und der sich dann von selbst wieder mit Luft voll saugt.

- Probieren Sie das Gleiche nun einmal, indem Sie die folgenden kurzen Wörter deutlich aussprechen: Bild – Hut – Rat – Hort – Rost – Hast – Last – Wut – Glut – Bank – Dank – Schrank – Tank – Rock – Funk – knapp – klapp usw.

  All diese Wörter enden auf einen so genannten »Plosiv-Laut« oder auch Sprenglaut, mit dem das Loslassen der Bauchdecke einfacher ist. Die Luft kann schnell und automatisch wieder nachströmen.

- Wörter mit 2 bis 3 Silben können genauso gesprochen werden. Probieren Sie es gleich einmal aus: Podest – Paket – Bankett – Salat – Palast – Galopp – Anorak – Ballett – Teleskop – Gepäck – Besteck usw.

  Überlegen Sie einmal: Sicherlich fallen Ihnen noch andere passende Wörter ein, die auf -t, -p oder -k enden?

- Der nächste Schritt ist dann die Atemergänzung bei Wörtern, die keinen Sprenglaut am Ende haben. Dabei kann man am Ende des Wortes genauso den Bauch loslassen. Probieren Sie es einmal aus, indem Sie von 1 bis 10 zählen: Eins, zwei, drei, vier usw.

  Sie werden feststellen, dass Sie dabei immer weiterzählen können und Sie dennoch immer genügend Luft zur Verfügung haben.

Übungen zur Verbesserung der Stimme

Für die Verständlichkeit des Sprechens spielt die Stimme eine wichtige Rolle. Wenn es unter einer fortschreitenden Parkinsonerkrankung zu abnehmender Lauststärke und heiserem Stimmklang kommt, helfen gezielte Übungen, die Stimme zu kräftigen um dadurch wieder in ausreichender Lautstärke sprechen zu können. Sie erzielen den besten Übungseffekt, wenn Sie die Stimmübungen ein- bis zweimal täglich durchführen. Nehmen Sie sie am besten in Ihren Tagesplan (siehe Seite 99) mit auf, dann können Sie sich jeden Tag über die Durchführung der Übungen informieren. Die Freude über die erreichte Verbesserung Ihrer Stimme wird Sie zum Weitermachen motivieren.

Öffnen Sie bei den folgenden Übungen weit dem Mund, damit die Töne nach vorne kommen können und nicht hinten im Hals festgehalten werden. Sie werden wahrscheinlich erstaunt sein, wie laut Ihre Stimme noch sein kann!

Übungen zur Stimmkräftigung

Stellen Sie sich zu den Übungen ein Glas Wasser bereit um Ihre Schleimhäute ausreichend zu befeuchten. Wenn Sie feststellen, dass Ihre Stimme leiser oder heiser geworden ist:
Atmen Sie tief ein und halten Sie, so lange Sie können, mit kräftiger Stimme einen Ton auf »Ah«. Wiederholen Sie diesen Vorgang mehrmals, lassen Sie sich dabei aber zwischen jedem Versuch genügend Zeit, um erneut tief einzuatmen. Sie können zwischen den Versuchen ruhig Pausen machen, nach einer Weile finden Sie Ihren eigenen Rhythmus.

Falls es Ihnen schwer fällt, die Töne zu halten und es dabei zu vermehrtem Kratzen im Hals oder gar zu Schmerzen kommt, sollten Sie vor weiteren Übungen Ihre Stimme bei einem HNO-Arzt untersuchen lassen, der Ihnen dann auch eine Stimmtherapie verordnen kann.

Übungen zur Stimmmodulation:

Diese Übung dient dem Stimmumfang und wirkt somit gegen das monotone Sprechen.

- Beginnen Sie in einer mittleren Tonlage und gehen Sie dann so hoch Sie können auf »Ah« oder auf »Iih«. Den letzten Ton sollten Sie kurz halten – etwa 3 Sekunden. Sie können entweder schrittweise oder auch gleitend so hoch gehen, wie es Ihnen möglich ist. Wiederholen Sie diese Übung 6-mal.
- Beginnen Sie dann erneut in einer mittleren Tonlage und gehen Sie nun bis zum tiefsten Ton. Wählen Sie hier ebenfalls die Methode aus – schrittweise oder gleitend –, die Sie am weitesten bringt. Auch diese Übung sollten Sie mindestens 6-mal wiederholen.

Übung zum Einsatz der kräftigen Stimme beim Sprechen

Überlegen Sie sich 10 kurze Sätze und Ausrufe, die Sie in Ihrem Alltag öfter sagen und schreiben Sie sie auf oder lassen Sie sie jemanden für Sie aufschreiben.
Eine solche Liste könnte zum Beispiel folgendermaßen aussehen:

1. Hallo
2. Wie geht's?
3. Mahlzeit!
4. Guten Appetit!
5. Hast Du gehört?
6. Ich gehe raus!
7. Es hat gut geschmeckt.
8. Wo bist Du?
9. Es geht mir wieder besser.
10. Was hast Du heute noch vor?

Lesen Sie nun diese Liste bewusst laut vor und finden Sie mit Hilfe einer Kassettenaufnahme oder eines Gesprächspartners heraus, wie laut Sie sprechen müssen um gut verstanden zu werden. Dabei werden Sie oft das Gefühl haben, zu laut zu sein, da Sie ja auch tatsächlich bewusst lauter sprechen müssen, um die parkinsonbedingte Abnahme der Lautstärke auszugleichen. Wenn Sie die richtige Lautstärke herausgefunden haben, schleifen Sie sie ein, indem Sie Ihre Satzliste bei jedem Übungsdurchgang dreimal von oben nach unten in dieser Lautstärke vorlesen. Achten Sie dabei trotz der erhöhten Lautstärke auf einen natürlichen Tonfall.

Beispiel einer Übungsabfolge mit Stimmübungen

Im Folgenden zeigen wir Ihnen anhand einer beispielhaften Übungsfolge, wie eine tägliche Übungssequenz zur Verbesserung Ihrer Stimme aussehen könnte. Die Sprechübungen sind dabei in Stufen aufgeteilt. Gehen Sie erst zur nächsten Stufe über, wenn Sie ein gutes Ergebnis bei den bisher durchgeführten Übungen erreicht haben. Wenn Sie möchten, können Sie sich dabei auch auf Kassette aufnehmen und nachher die Aufnahme anhören. Die Aufnahme vermittelt Ihnen einen objektiven Eindruck, wie sich Ihre Stimme für die Außenwelt anhört.

Bevor Sie mit den Übungen beginnen:

Suchen Sie sich einen abgeschlossenen Raum für sich, in dem Sie Ruhe haben und andererseits auch laut üben können. Konzentrieren Sie sich auf Ihren Körper, lockern Sie angespannte Bereiche (eventuell auch den Kiefer, wenn der sich fest und unbeweglich anfühlt) und nehmen Sie eine möglichst aufrechte Sitzhaltung ein. Unsere Übungen zur Entspannung und zur richtigen Körperhaltung stehen auf den Seiten 103 bis 104.

Für den Übungsbereich »Stimme«:

Führen Sie nacheinander alle Stimmübungen durch, wie wir Sie Ihnen auf den Seiten 106 bis 107 beschrieben haben.

Für den Übungsbereich »Sprechen«:

Übertragen Sie die anhand Ihrer Alltagssatzliste (siehe Seite 107) eingeübte, laute, gut verständliche Sprechweise nun stufenweise auf das weitere Sprechen. Beginnen Sie mit den kurzen Wörtern der ersten Stufe und steigern sich langsam bis zu den langen Wörtern, sobald Sie das Gefühl haben, dass das Sprechen der kurzen Wörter Ihnen leicht fällt.

- **Stufe 1:** Kurze Wörter und Ausrufe
  So – jetzt – ja? Hey – nein – ach was!
- **Stufe 2:** Zwei- bis dreisilbige Wörter
  Felsen – Blume – Auto – Messer – Butter – Taschentuch – Liegestuhl usw.
- **Stufe 3:** Noch längere Wörter
  Finden Sie auch selbst Wörter und achten Sie darauf, diese laut auszusprechen. Bilden Sie immer längere Wörter. Sprechen Sie jedes Wort

für sich und achten Sie darauf, dass Sie bis zum letzten Buchstaben laut bleiben: Fernsehapparat – Marmeladenglas – Briefmarkensammlung – Gesangsverein – Tennisplatzsprenkelanlage – Kaninchenzüchterverein ...
Spielen Sie mit den Wörtern und überlegen Sie: Fallen Ihnen noch andere oder sogar noch längere Wörter ein?

- **Stufe 4:** Sätze
  Lesen Sie kurze Sätze laut vor. Denken Sie sich selbst kurze Sätze aus, die nach und nach immer länger werden und wenden Sie das laute Sprechen dabei an. Wenn Sie dabei das Gefühl haben, etwas zu laut zu sprechen, ist es meistens genau richtig.
- **Stufe 5:** Texte
  Lesen Sie laut kurze Texte vor – zum Beispiel aus der Zeitung oder einen Brief. Achten Sie dabei darauf, wie Sie sprechen. Wenn Sie die Gelegenheit haben, eine Aufnahme davon zu machen, nützen Sie sie. Beim Abhören können Sie sich noch einmal besser kontrollieren.
- **Stufe 6:** Freies Sprechen
  Erzählen Sie einen kurzen Text, eine Ihnen bekannte Geschichte oder einen Witz nach. Lassen Sie sich von Ihrem Gegenüber rückmelden, wie gut verständlich Sie dabei gesprochen haben oder nehmen Sie Ihr Sprechen auf. Sie können sich auch erst ein paar Stichworte notieren oder merken, anhand derer Sie dann Ihre Erzählung aufbauen.

Arbeiten Sie an Ihrer Stimme

- Führen Sie die Stimmübungen regelmäßig – am besten täglich – aus. Tragen Sie das Vorhaben in Ihren Tagesplan ein.
- Auch wenn es am Anfang nicht gleich so klappt, wie Sie es sich vorstellen: Nehmen Sie sich immer wieder aufs Neue bewusst vor, eine laute und kräftige Stimme bei alltäglichen Gesprächssituationen einzusetzen.
- Da das Sprechen eigentlich automatisiert abläuft, achten wir normalerweise nicht darauf, wie wir sprechen, sondern darauf, was wir sagen. Daher ist es anfangs natürlich nicht einfach, eine veränderte Sprechweise in den Alltag zu übertragen.
- Probieren Sie es dennoch immer wieder aus und Sie werden sehen – mit der Zeit wird Ihnen das bewusste laute gut verständliche Sprechen von Mal zu Mal leichter fallen.

Bewegungstherapie – ein Muss für jeden Parkinsonkranken

In der Phase, in der die Symptome deutlicher hervortreten, wird es wichtiger, die Bewegungstherapie gezielt und vor allem regelmäßig durchzuführen, um so Ihre Beweglichkeit und Ihre Selbstständigkeit möglichst lange aufrechtzuerhalten. Für diesen Bereich gibt es zudem eine Reihe an guten Übungen, die Ihnen bei alltäglichen Verrichtungen wie etwa Schreiben oder Treppen steigen eine Hilfe sein können.

Das Ziel – aktiv und somit beweglich bleiben

Wenn es Ihnen möglich ist, nehmen Sie auf jeden Fall weiterhin an der Gruppengymnastik der Parkinson-Selbsthilfegruppe teil. Eine individuelle Einzeltherapie sollte aber spätestens jetzt dazukommen. Gut wäre es, wenn Sie mindestens ein- bis zweimal wöchentlich unter fachkundiger Anleitung üben, um auf diese Weise fortwährend gezielte Korrektur und bestmögliche Förderung zu erfahren.

Suchen Sie sich kompetente Hilfe, um die Übungsabläufe korrekt zu erlernen. Denn die selbstständige Beurteilung der eigenen Bewegungsabläufe ist in diesem Stadium der Erkrankung meist nicht mehr objektiv möglich.

Und wie bei der medikamentösen Therapie sollte auch das Übungsrepertoire immer wieder Ihren individuellen Bedürfnissen und Befindlichkeiten angepasst werden.

Weitere unterstützende Maßnahmen zur Bewegungstherapie:

- Massagen und Bewegungsbäder (S.66)
- Atem- und Entspannungstherapie
- Maltherapie
- Ergotherapie
- Musiktherapie
- Heileurythmie

Wichtig für den Erfolg: Regelmäßigkeit im Üben

Wir haben Sie bereits mehrfach darauf hingewiesen, dass für den dauerhaften Erfolg der Bewegungstherapie eine gewisse Regelmäßigkeit notwendig ist. Um diese zu gewährleisten, ist es erforderlich, dass Sie neben der angeleiteten Therapie an den übrigen Tagen selbstständig üben.

Es gibt mittlerweile einige Gymnastikbücher und Übungsvideos auf dem Markt, die Anregungen dafür geben, Bezugsmöglichkeiten erfahren Sie über die Deutsche Parkinson Vereinigung (Adresse im Anhang siehe Seite 179).

Im Folgenden machen wir Ihnen ebenfalls einige Übungsvorschläge, aus denen Sie sich Ihr individuelles kleines Übungsprogramm zusammenstellen können.

Es sei hier jedoch nochmals betont, dass es eine einheitliche und für alle Betroffenen gleich geltende Parkinsongymnastik nicht gibt. Stattdessen müssen die Übungen immer wieder an die individuellen und sich verändernden Bedürfnisse und Befindlichkeiten der Betroffenen angepasst werden. Darum können Übungskataloge, Tonbänder oder Gymnastikvideos auch niemals eine gezielte, fachkundig angeleitete Therapie ersetzen!
Die in diesem Buch gezeigten Übungen sollen Ihnen vor allem als Anregung und Gedächtnisstütze dienen!

Der Übungsteil

Die Übungen sind eingeteilt nach den typischen Symptomschwerpunkten, die bei der Erkrankung auftreten können – also Hypokinese und Gangstörungen, Rigor sowie Tremor. Wir haben bewusst einfachere Übungen gewählt, die Sie jederzeit und ohne viel Aufwand alleine zu Hause durchführen können.

Finden Sie heraus, was Ihnen gut tut

Aus den Übungen, die wir Ihnen ab der folgenden Seite vorstellen, können Sie sich – am besten gemeinsam mit Ihrem Bewegungstherapeuten – die für Sie geeignetsten heraussuchen. Es ist nicht gedacht, dass Sie alle

Übungen nacheinander absolvieren. Von Ihrem Therapeuten können Sie auch noch einmal genauere Hinweise erhalten, worauf Sie bei der Ausführung besonders zu achten haben. Lesen Sie sich die Anleitungen in Ruhe durch, einige Bilder versuchen das Gesagte noch zu verdeutlichen.

Ein mehrfaches Wiederholen der Bewegungsabläufe ist effektiv, weil Sie sich dadurch Ihr Bewegungsrepertoire einprägen.

Ein Übungsprogramm von 15 bis 20 Minuten Dauer täglich genügt. Wählen Sie einen für Sie günstigen Zeitpunkt dafür und setzen Sie sich nicht unter Druck. Legen Sie, wenn nötig, Pausen zwischen den einzelnen Übungen ein und finden Sie Ihren eigenen Rhythmus. Wichtig ist, dass Sie Überforderungen vermeiden und sich während sowie nach dem Üben wohl fühlen. Vielleicht findet sich in Ihrem Familien- oder Freundeskreis ein »Mitstreiter«, dann macht es gleich noch mehr Spaß. Ein wenig passende Musik kann das Ganze ebenfalls unterstützen. Für manche Übungen wäre es von Vorteil, wenn Sie einen größeren Spiegel zur Verfügung hätten, um so mehr Eigenkontrolle über die richtige Ausführung der jeweiligen Übungen zu haben.

Erfahrungen zeigen, dass es förderlich ist, sich jedes Mal vor dem Ausführen der Bewegungen zunächst eine Vorstellung bzw. ein »Vorgefühl« davon zu bilden. Zum Beispiel: »Ich stelle mir vor, mit meiner rechten Schulter zu kreisen – wie würde es sich anfühlen? Jetzt führe ich die Bewegung aus«.

Also dann, probieren Sie die Übungen aus und bleiben Sie mit Freude in Bewegung!

Übungen zur Beeinflussung von Hypokinese (Akinese, Bradykinese)

Das Erscheinungsbild dieser Symptome haben wir Ihnen bereits im Kapitel 1 dieses Teiles des Buches beschrieben (ab Seite 74).
Zielsetzung der folgenden Übungen ist:

- eine Verbesserung der allgemeinen Beweglichkeit
- eine Schulung des Gleichgewichts und die Bewusstmachung der Schwerpunktverlagerung unter besonderer Berücksichtigung der Gangschulung und der Lagewechsel

Am Ende dieser Übungseinheit finden Sie ferner noch Übungsvorschläge:

- für die Verbesserung der Bewegungskoordination und
- für das Training der Feinmotorik (Fingerfertigkeit)

Übungen im Liegen

Legen Sie sich auf den Rücken. Achten Sie auf eine nicht zu weiche Unterlage sowie auf eine gute Unterstützung des Kopfes, so dass dieser entspannt aufliegen kann.

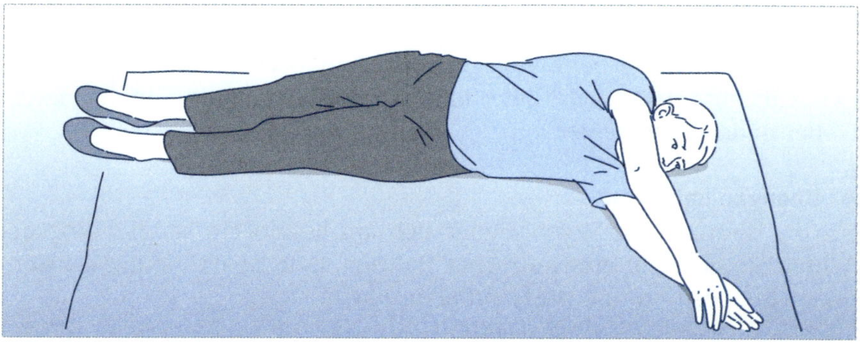

- Ihre Beine liegen lang ausgestreckt, die Arme breiten Sie waagerecht aus. Führen Sie nun die rechte Hand mit gestrecktem Arm zur linken herüber und nehmen dabei die rechte Schulter mit. Den Kopf drehen Sie ebenfalls mit. Das Becken bleibt liegen. Danach breiten Sie die Arme wieder aus und führen die Bewegung dann mit der linken Hand druch. Vorsicht bei starker Osteoporose und Bandscheibenschäden!

- Sie liegen in derselben Ausgangsstellung wie oben. Nun heben Sie das rechte Bein an, führen es über das linke herüber und tippen mit dem Fuß auf den Boden. Dabei kommt die rechte Beckenseite mit, der Schultergürtel aber bleibt liegen. Vorsicht bei starker Osteoporose und Bandscheibenschäden!

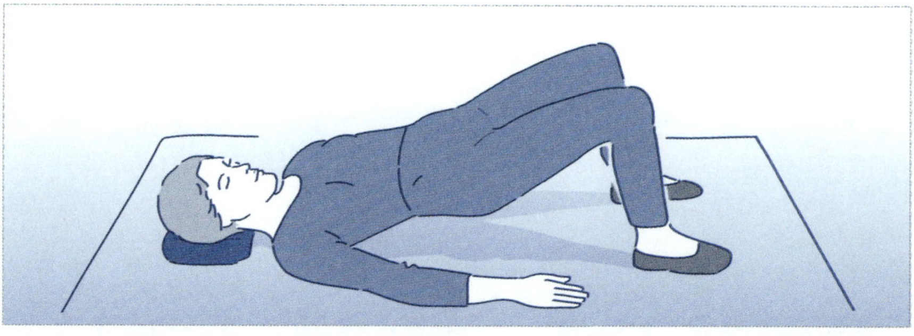

- Sie liegen auf dem Rücken und stellen beide Beine auf. Die Füße und Knie befinden sich etwa hüftbreit auseinander. Nun drücken Sie mit den Fersen fest in die Unterlage, spannen die Gesäßmuskeln an, indem Sie die Pobacken zusammenkneifen und heben das Becken und den unteren Rücken von der Unterlage ab. Atmen Sie dabei gleichmäßig weiter.

- Bei den nächsten Wiederholungen versuchen Sie das Becken waagerecht in der Luft mal zu der einen, mal zu der anderen Seite zu verschieben, um so beim Ablegen mit dem Becken mal etwas mehr rechts, mal etwas mehr links aufzukommen. Am Ende sollten Sie wieder in der Mitte liegen.

Übungen im Sitzen

Für die Übungen im Sitzen eignet sich am besten ein stabiler Hocker. Achten Sie bitte auf eine aufrechte Haltung. Eine Beschreibung der korrekten Sitzposition finden Sie auf Seite 128.

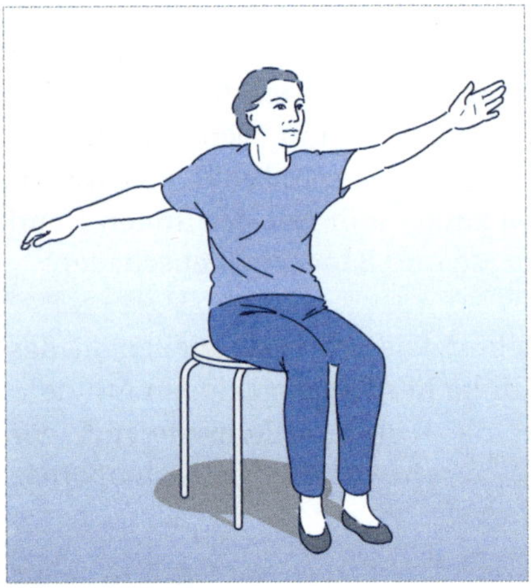

- Schwingen Sie die Arme gegeneinander und drehen Sie dabei den Schultergürtel mit.

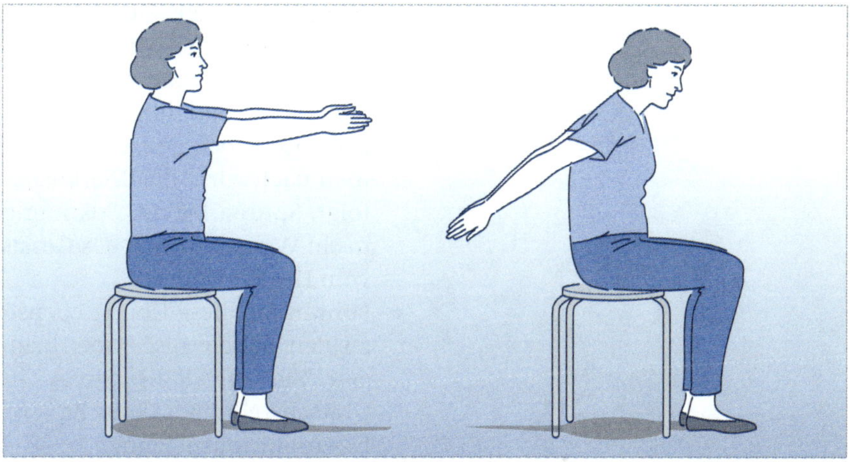

- Klatschen Sie dann abwechselnd über dem Kopf und hinter dem Rücken in die Hände.
- Klatschen Sie aus dem Schwung der Arme heraus im Wechsel vor und hinter dem Körper in die Hände.
- Halten Sie einen Luftballon durch Antippen mit den Händen in der Luft. Variieren Sie die Übung folgendermaßen: Berühren Sie den Ballon:
  – nur mit den Handrücken
  – nur mit dem Zeigefinger (dann Mittelfinger, Ringfinger, kleinen Finger)
  – mit den gefalteten Händen

Diese Übung ist auch sehr gut als Partnerübung geeignet! Und als Übung im Stehen schult sie zusätzlich das Gleichgewicht.

- Prellen Sie einen Ball mit beiden Händen einige Male kräftig auf
  – erst vor dem Körper
  – dann an den Seiten (rechts und links)

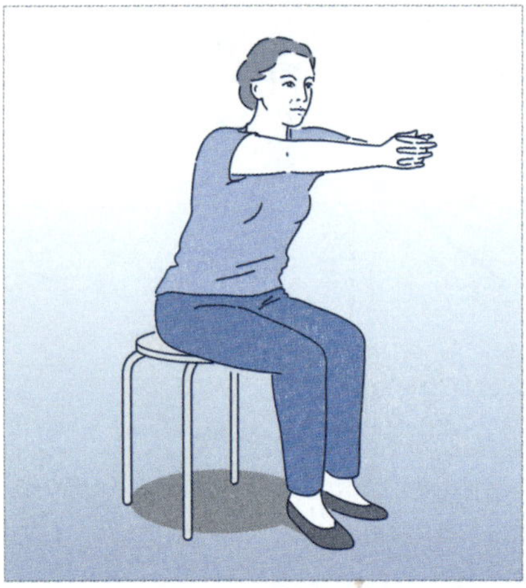

- Zunächst sitzen Sie aufrecht, die Füße bringen Sie in leichte Schrittstellung. Dann falten Sie die Hände und führen sie auf Brusthöhe bei gestreckten Armen nach vorn. Ihr Oberkörper folgt. Spüren Sie der Spannung nach: Wann will sich das Gesäß vom Hocker lösen?
- Führen Sie diese Übung ebenso zu den Seiten aus. Dabei bringen Sie die Füße zuvor in Grätschstellung. Vorsicht bei Lateropulsionsneigung!

- **Übungen im Vierfüßlerstand**

Ihre Hände befinden sich unter Ihren Schultern, Ihre Knie unter Ihren Hüften. Auf diese Weise stehen Ihre Arme und Ihre Oberschenkel senkrecht.

- Nun schreiben Sie mit einer Hand in großer Schrift Ihren Namen auf den Boden. Führen Sie anschließend die Übung mit der anderen Hand aus.

- Rollen Sie mit einer Hand einen kleinen Ball erst vor und zurück, dann von einer zur anderen Seite.

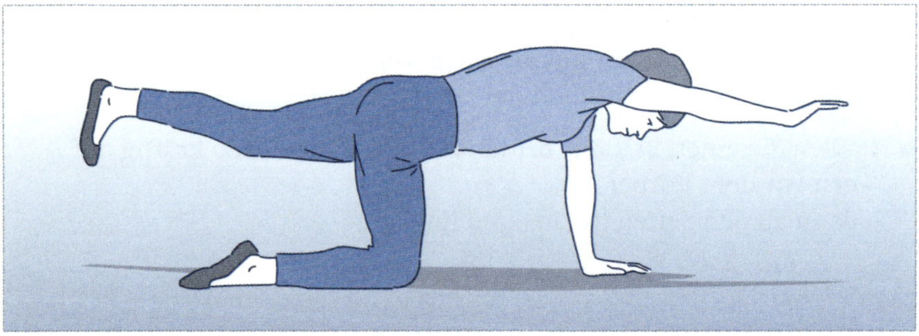

- Strecken Sie nun gleichzeitig den rechten Arm nach vorne und das linke Bein nach hinten aus. Wiederholen Sie die Übung gegengleich, also mit dem linken Arm und dem rechten Bein.

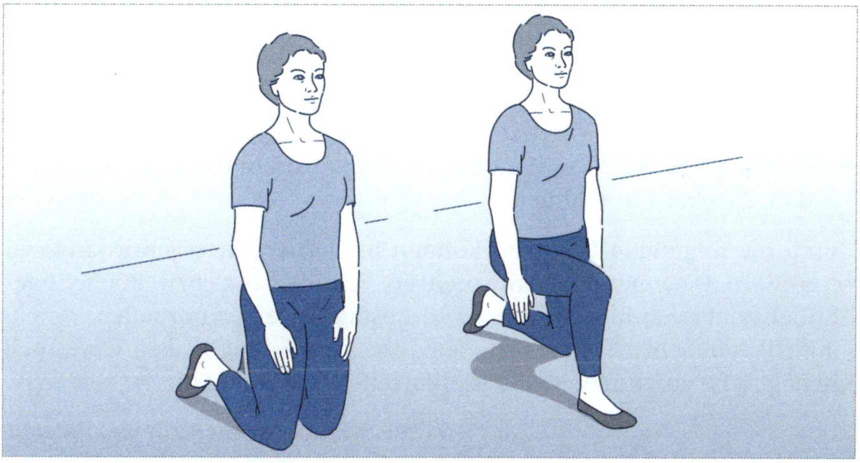

- **Übungen im Kniestand**

  Die Knie stehen hüftbreit auseinander, die Leistenbeugen sind möglichst gestreckt.
- Vom 2-Bein-Kniestand schwingen Sie abwechselnd ein Bein über die Seite vor zum Ein-Bein-Kniestand.

- **Übungen im Stand**

Achten Sie bei der Ausführungen dieser Übungen vor allem auf eine aufrechte Haltung und auf Ihr Gleichgewicht. Für die nächsten Übungen empfiehlt sich die Unterstützung durch rhythmische Musik – am besten geeignet ist ein 4/4-Takt wie bei Wanderliedern oder Marschmusik.

- Gehen Sie auf der Stelle und ziehen Sie bei jedem Schritt die Knie hoch. Die Arme schwingen locker mit.
- Gehen Sie dann zur Abwechslung ein paar Schritte zur Seite und zurück. Schließlich können Sie sich dabei auch einmal im Kreise drehen – das schult die Richtungsänderungen beim Gehen.

Für die folgenden Übungen benötigen Sie einen Schuhkarton oder ein dickes Buch oder etwas Ähnliches.

- Legen Sie den Schuhkarton auf den Boden und stellen Sie sich dahinter. Steigen Sie nun mit einem Fuß darüber. Rollen Sie dabei den Fuß gut von der Ferse ab und verlagern Sie Ihr Gewicht ganz auf diesen Fuß. Dann setzen Sie ihn wieder zurück hinter den Karton. Wiederholen Sie dies mehrmals mit beiden Füßen im Wechsel. Achten Sie dabei auf das Abrollen des Fußes und die Gewichtsverlagerung!

- Stellen Sie sich nun seitlich neben den Karton und steigen Sie einige Male darüber hin und her.

Durch die folgenden Übungen können Sie lernen, Ihre Schrittlänge zu vergrößern. Dazu benötigen Sie mehrere Schuhkartons bzw. Bücher oder Ähnliches, die Sie hintereinander in Abständen einer normalen, durchschnittlichen Schrittlänge aufstellen. Eine andere Möglichkeit wäre auch Kreidestriche aufzumalen oder Klebestreifen anzubringen.

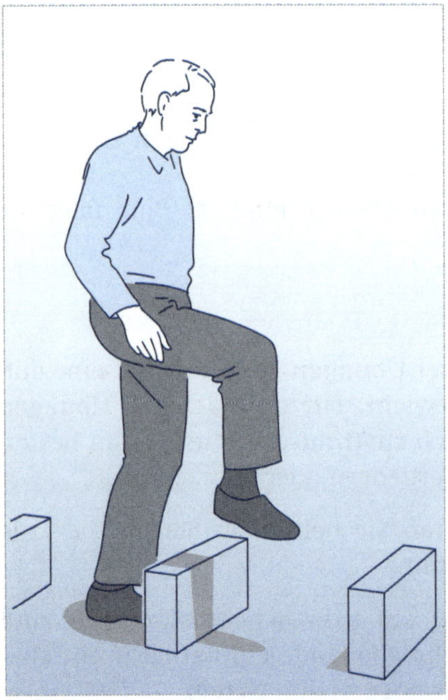

- Sie überwinden diesen Parcour nun, indem Sie Ihre Schritte in die Zwischenräume setzen. Indem die Phase, in der Sie auf nur einem Bein stehen, verlängert wird, ist eine höhere Anforderung an Ihr Gleichgewicht gestellt.
- Tippen Sie beim Herübergehen jeweils erst mit der Fußspitze auf das Hindernis und setzen Sie dann den Fuß hinüber. Achten Sie darauf, die Ferse als erstes auf den Boden aufzusetzen und den Fuß gut abzurollen.

- **Koordinationsübungen**

Die folgenden Übungen sollen das Zusammenspiel der einzelnen Gliedmaßen trainieren und somit Ihre Sicherheit bei der Ausführung komplexer Alltagsbewegungen erhöhen.

Am besten üben Sie im Sitzen. Achten Sie darauf, die Übungen möglichst rhythmisch auszuführen. Und: Verlieren Sie nicht die Geduld! Es muss nicht gleich alles auf Anhieb klappen!

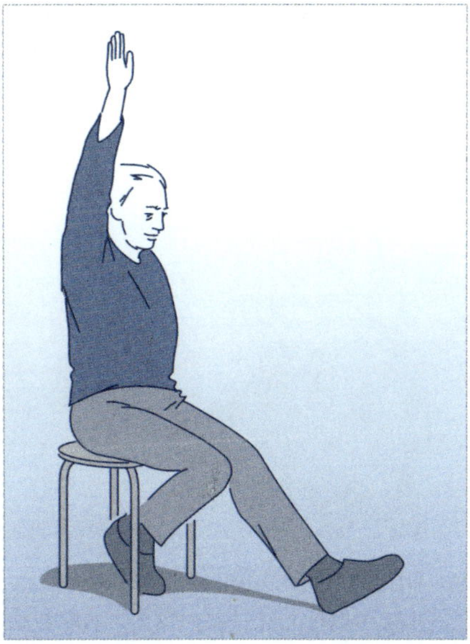

- Heben Sie den rechten Arm hoch und streckenSie gleichzeitig das linke Bein nach vorn aus. Wiederholen Sie die Übung gegengleich – also mit dem linken Arm und dem rechten Bein (siehe Bild).

- Strecken Sie den rechten Arm zur rechten Seite und gleichzeitig das linke Bein nach links. Wiederholen Sie die Übung mit dem linken Arm und dem rechten Bein.
- Mit dem rechten Arm beschreiben Sie vor dem Körper eine waagerechte Linie, mit dem linken Arm gleichzeitig eine senkrechte. Auch diese Übung führen Sie anschließend gegengleich aus.
- Mit dem rechten Arm beschreiben Sie vor dem Körper einen senkrechten Kreis und gleichzeitig zeichnen Sie mit dem linken Arm eine senkrechte Linie. Auch diese Übung führen Sie anschließend gegengleich aus.

Übungen zur Verbesserung der Feinmotorik

Die folgenden Übungen sollen die Fingerfertigkeit fördern. Es empfiehlt sich, zuvor zuerst die Schulter- und Armmuskulatur zu lockern, z.B. durch ein paar leichte Schwungübungen (siehe Seite 103 und 104).

Zunächst ein Vorschlag zur Dehnung der Hand- und Unterarmmuskulatur:

- Sie sitzen am Tisch. Ihre Ellbogen sind aufgestützt, Ihre Handflächen liegen vollständig aneinander und die Fingerspitzen zeigen nach oben. Nun entfernen Sie die Ellbogen voneinander, so dass sich die

Unterarme der Tischplatte nähern. Gehen Sie so weit, bis die maximale Dehnung erreicht ist. Die Handwurzeln sollen dabei fest aneinander bleiben! Halten Sie die Dehnstellung ca. 10 Sekunden.

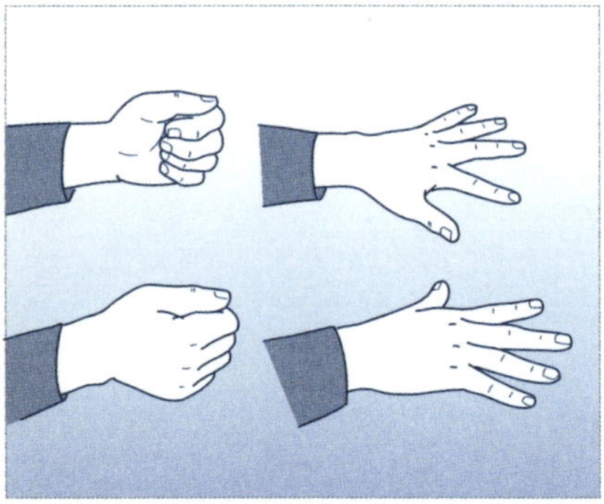

- Fausten und spreizen Sie die Hände im Wechsel. Die Betonung liegt hierbei auf dem Strecken und Spreizen der einzelnen Finger. Zunächst beide Hände gleichzeitig, dann im Wechsel.

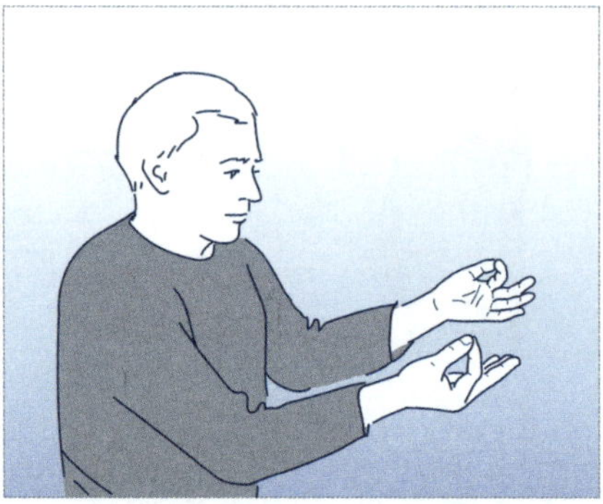

- Umkreisen Sie nun mit den einzelnen Fingerspitzen nacheinander den Daumen.

- Drehen Sie einen Stift durch die Finger. Führen Sie diese Übung in beide Richtungen aus.
- Knäulen Sie ein Tuch mit einer Hand zusammen, ohne dass Sie dabei mit der anderen Hand nachhelfen.
- Bringen Sie einen kleinen Ball mit den Fingern einer Hand zum Kreisen.

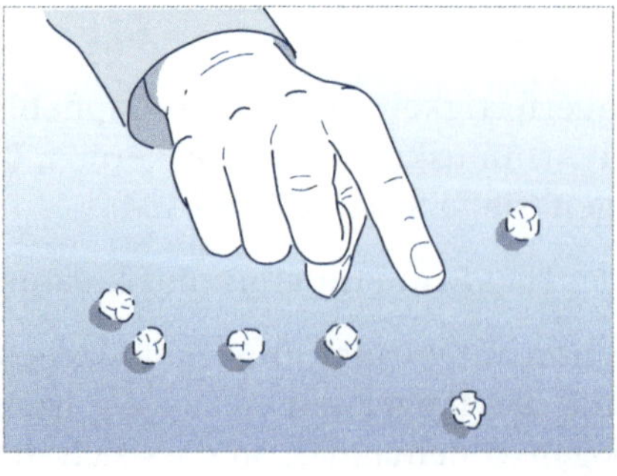

- Formen Sie aus Zeitungspapier kleine Kügelchen und schnipsen Sie diese mit den einzelnen Fingern nacheinander weg, eventuell auch in ein Ziel. Diese Übung ist auch gut als spielerische Partnerübung geeignet.

Übungen zur Beeinflussung des Rigors

Die Auswirkungen der fortschreitenden Erkrankung auf die Symptomatik des Rigors haben wir Ihnen bereits an anderer Stelle dieses Teiles des Buches näher erläutert (siehe ab Seite 74).
Ziele der im Folgenden beschriebenen Übungen sind:

- Die Muskelspannung und die eventuell damit verbundenen Schmerzen zu verringern
- Die allgemeine Beweglichkeit zu erhalten und somit eine Erleichterung zu schaffen bei der Ausführung von Alltagsbewegungen
- Die Haltung zu verbessern
- Die Atemfunktionen anzuregen

Übungen im Liegen

- Sie liegen auf dem Rücken, Ihre Beine sind gestreckt. Führen Sie die Arme nach hinten neben den Kopf und nun dehnen, räkeln und strecken Sie sich – lassen Sie dabei Ihren Atem gleichmäßig und tief strömen.

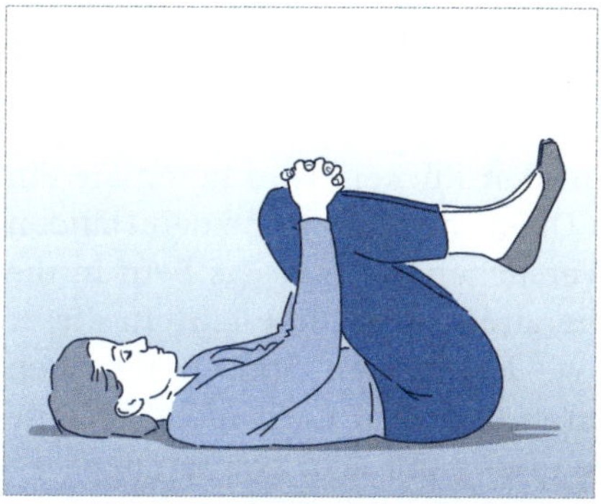

- Begeben Sie sich in die Rückenlage, die Beine sind dabei angestellt. Nun ziehen Sie abwechselnd erst das eine, dann das andere Bein weit an den Bauch heran. Schließlich halten Sie beide Beine mit den Händen auf dem Bauch. In dieser Position können Sie nun mit den Knien kleine Kreise zeichnen, ohne dabei die Hände von den Beinen zu lösen. Ihr Kopf und Ihre Schultern sollten dabei möglichst entspannt liegen bleiben.

- Sie liegen auf dem Rücken, haben die Beine angestellt und die Arme zu den Seiten ausgebreitet. Lassen Sie nun die Knie geschlossen zuerst nach rechts, danach nach links sinken – zunächst flüchtig, dann verweilen Sie einige Atemzüge lang in der Dehnlage.

Vorsicht: Diese Übung ist für Menschen mit starker Osteoporose oder Bandscheibenschäden nur bedingt empfehlenswert!

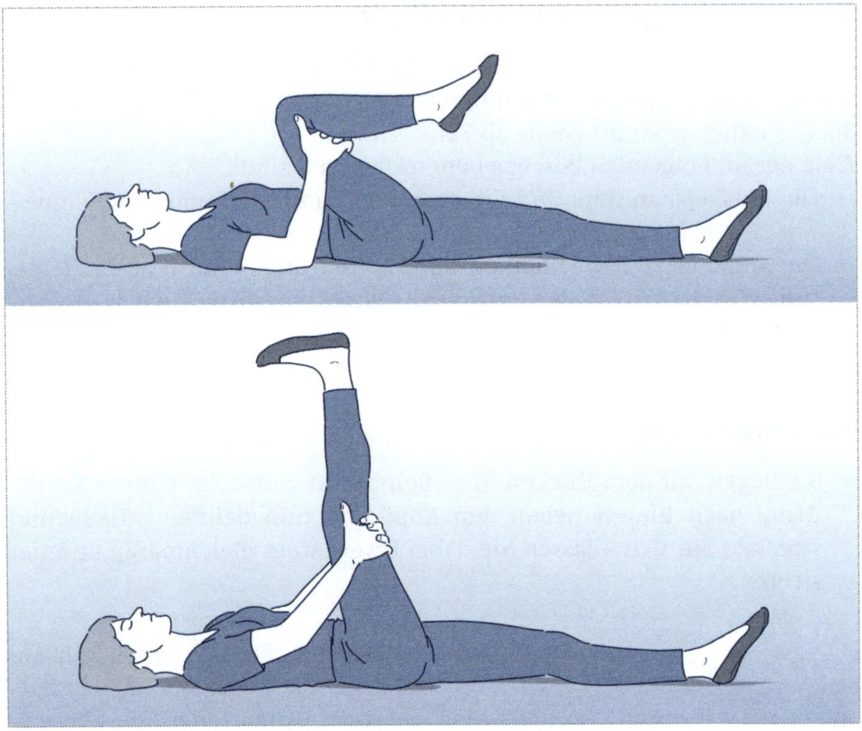

- Legen Sie sich lang ausgestreckt auf den Rücken. Nun holen Sie ein Bein an den Bauch und halten den Oberschenkel mit beiden Händen oder mit Hilfe eines Tuches fest. Versuchen Sie nun das Bein in die Senkrechte zu strecken. Bleiben Sie einige Atemzüge lang in dieser Dehnstellung, bevor Sie das Bein wieder ablegen. Spüren Sie einen Unterschied zwischen dem gedehnten und dem noch nicht gedehnten Bein? Wiederholen Sie dann die Übung mit dem zweiten Bein.

- Legen Sie sich auf den Bauch. Zur Verhinderung eines Hohlkreuzes legen Sie am besten ein Kissen unter den Bauch. Beugen Sie die Beine abwechselnd im Kniegelenk und führen Sie die Ferse in Richtung des Gesäßes.

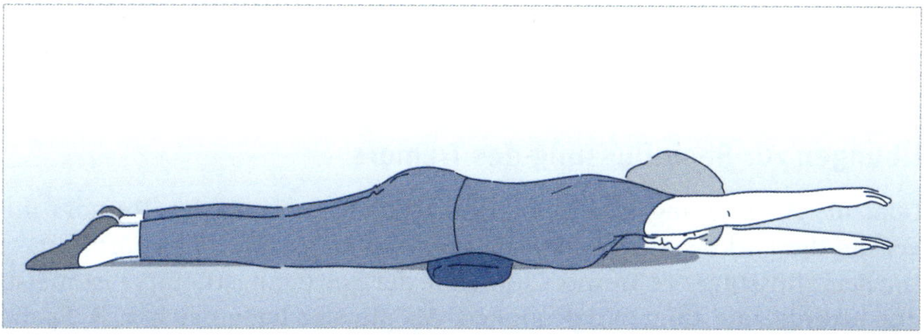

- Heben Sie die Arme abwechselnd nach vorn. Achten Sie darauf, dass der Kopf mit dem Nacken eine Linie bildet.

Übungen im Sitzen

- Legen Sie die rechte Hand locker auf das linke Knie. Schwingen Sie nun mit dem linken Arm mehrmals vor und zurück, schauen Sie dabei dem Arm hinterher. Wiederholen Sie die Übung mit dem anderen Arm.

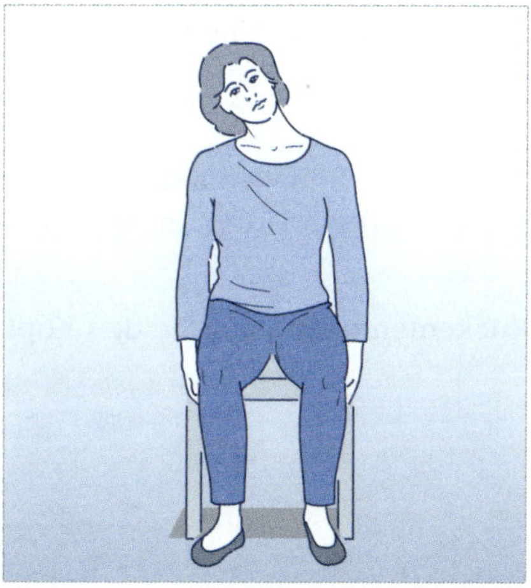

- Neigen Sie den Kopf abwechselnd zur rechten und zur linken Schulter. Achten Sie dabei darauf, dass Ihr Rücken gerade bleibt und Ihr Schultergürtel sich nicht mitbewegt!

Übungen im Stand

- Stellen Sie sich aufrecht und mit leicht gegrätschten Beinen hin. Umfassen Sie nun mit beiden Händen einen Stab. Das kann ein etwas gekürzter Besenstiel oder auch ein Gehstock sein. Schwingen Sie nun diesen Stab abwechselnd rechts und links am Körper vorbei und schauen ihm dabei nach.

- Stellen Sie sich in einen leichten Grätschstand. Halten Sie den Stab mit beiden Händen vor Ihrem Brustkorb. Führen Sie nun eine Paddelbewegung aus, bei der Sie den Stab weit an den Seiten zurückziehen.

Übungen zur Beeinflussung des Tremors

Über die Ausprägung und Verstärkung der Symptome des Tremors im Verlauf der Parkinsonerkrankung haben wir Sie ab Seite 74 informiert. Die Beeinflussung des Tremors mit Hilfe der Bewegungstherapie ist meist nur bedingt und kurzzeitig möglich. Als günstig haben sich z. B. Spannungsübungen gegen einen Widerstand erwiesen. Hierfür liefern Ihnen die folgenden Übungen wirksame Beispiele:

- **Übung bei Tremor in den Händen**
- Drücken Sie Ihre Hände und Unterarme auf eine Stuhllehne oder auf eine Tischplatte.
- Drücken Sie die Handflächen gegeneinander.

- **Übung bei Tremor in den Beinen**
- Drücken Sie mit dem Bein gegen ein Tisch- oder Stuhlbein.

- **Übungen bei Kopftremor**
- Setzen Sie sich an einen Tisch. Setzen Sie die Ellbogen auf die Tischplatte auf und stützen Sie das Kinn mit leichtem Druck in der Hand ab.

  Bei einem Stuhl mit einer hohen Rückenlehne können Sie den Kopf leicht gegen diese drücken.

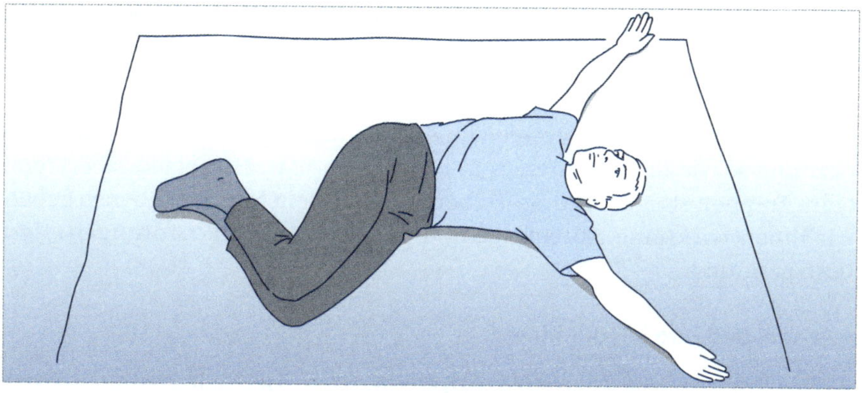

Auch Rotationsbewegungen und –lagerungen des Körpers wie die oben dargestellte Drehdehnlage nach Schaarschuch-Haase zeigen einen hemmenden Einfluss auf den Tremor.

Obschon es sich bei dem typischen Parkinsontremor um einen so genannten Ruhetremor handelt (siehe Seite 42) – er also üblicherweise nur in Ruhesituationen auftritt – hat sich bei vielen Betroffenen die Anwendung von Entspannungsmethoden als wirkungsvoll erwiesen.

Bewährte Methoden sind hierfür z. B. das autogene Training, die progressive Muskelrelaxation nach Jacobson oder auch bestimmte Atemübungen.

Eine Erklärung für die Wirksamkeit derartiger Entspannungsübungen auf den Ruhetremor ist vielleicht darin zu sehen, dass der Tremor auch während des Schlafens zum größten Teil oder sogar gänzlich nachlässt und dass er abhängig ist vom Gemütszustand des Betroffenen.

Sie kennen sicherlich Situationen, in denen sich unter gleichzeitiger zunehmender seelischer Anspannung auch Ihr Zittern verstärkt, wohingegen Sie in einer ausgeglichenen Gemütslage weniger darunter leiden.

Das oben Gesagte lässt sich im Großen und Ganzen übrigens ebenso auf das Erscheinungsbild der Dyskinesien – also der unwillkürlichen Bewegungen (siehe Seite 75) – anwenden.

Praktische Ratschläge für die Bewältigung von alltäglichen Bewegungen

Im Folgenden finden Sie einige Tipps, die Ihnen bei ganz alltäglichen Verrichtungen wie dem Aufstehen und Hinlegen bzw. Hinsetzen, aber auch beim Treppen steigen und Schreiben nützlich sein können. Ebenso geben wir Ihnen wirksame Anregungen zu den Themen »Startstörungen« und »Entspannung«.

Aus dem Bett und wieder hinein

- Die kraftsparendste und rückenschonendste Methode des Aufstehens geschieht über eine Körperseite. Also ist der erste Schritt immer das Drehen des Körpers auf die Seite. Am besten befreien Sie sich zunächst einmal von der Decke, winkeln dann Ihre Beine an und breiten die Arme waagerecht aus.
- Nehmen wir an, Sie wollen zur rechten Seite aufstehen: Drücken Sie sich dazu nun vom linken Fuß ab und bringen Sie die linke Hand mit Schwung nach rechts an die Bettkante, an der Sie sich abstützen. Nun liegen Sie auf der rechten Seite.
- Führen Sie jetzt die Füße und Unterschenkel aus dem Bett und drücken Sie sich gleichzeitig mit beiden Armen hoch zum Sitzen.

Bevor Sie jetzt ganz aufstehen, atmen Sie zunächst ein paar Mal tief durch, damit sich Ihr Kreislauf an die veränderte Position anpassen kann.

Der Vorgang des Hinlegens geschieht praktisch in umgekehrter Weise:

- Sie sitzen auf der Bettkante und stützen sich mit beiden Armen an der Seite ab, wo Ihr Kopf später liegen soll. Der eine Arm ist dabei mit der Hand, der andere mit dem Ellenbogen aufgestützt.
- Wichtig ist, dass Sie darauf achten, den Ellenbogen ganz an der Bettkante aufzusetzen, damit Sie später gleich die richtige Liegeposition erreichen. Wenn Sie sich jetzt auf die Schulter niederlassen, soll diese auch noch recht nah an der Bettkante zum Liegen kommen.
- In dem Moment, wo Sie Ihren Oberkörper hinlegen, kommen die Beine fast von alleine hoch und Sie brauchen sie nur noch etwas nachzuziehen. Rollen Sie sich dann – wenn Sie wollen – auf den Rücken und ruhen Sie gut!

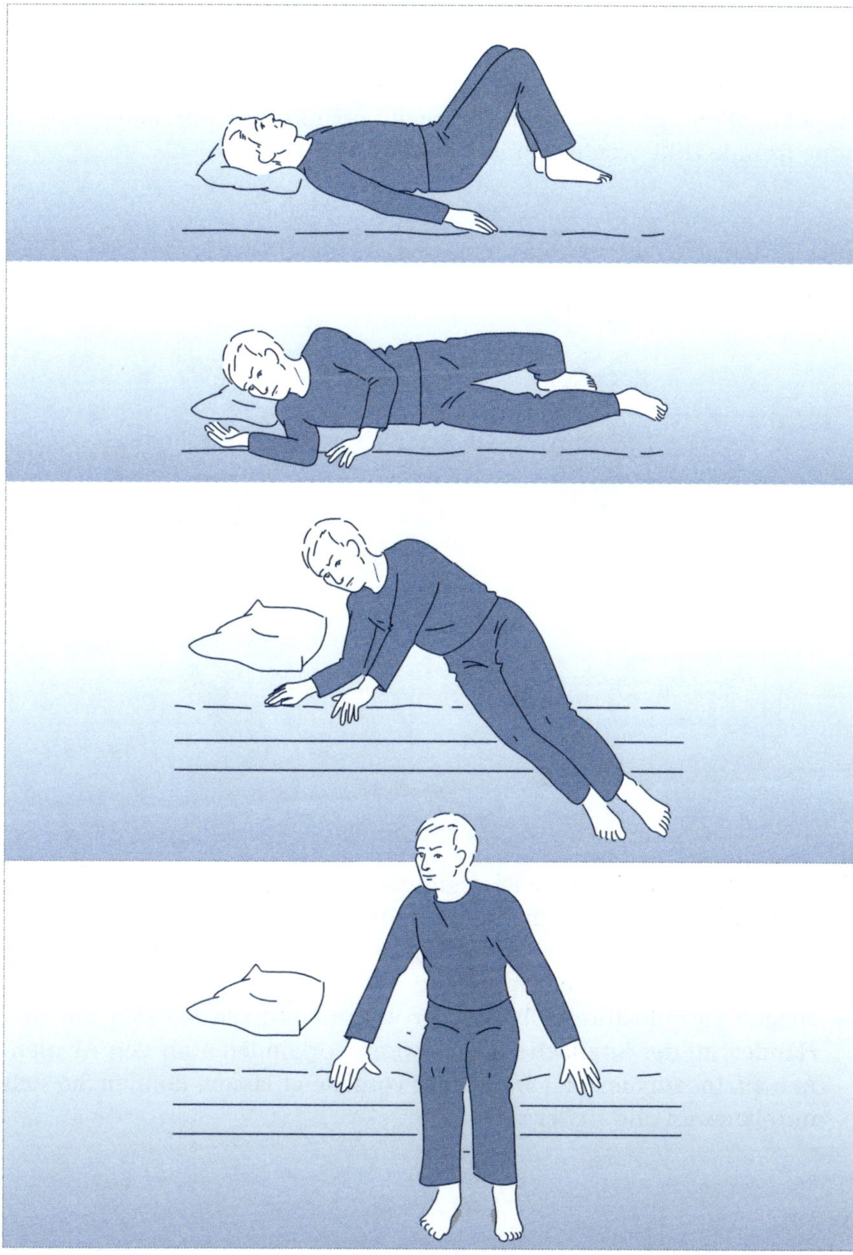

Eine kraftsparende und rückenschonende Methode des Aufstehens über eine Körperseite.

Aufstehen und Hinsetzen

Grundsätzlich ist zu bemerken, dass Sie tiefe und allzu weiche Sitzmöbel meiden sollten, da man darin förmlich versinkt und nur sehr schlecht ohne fremde Hilfe wieder herauskommt.

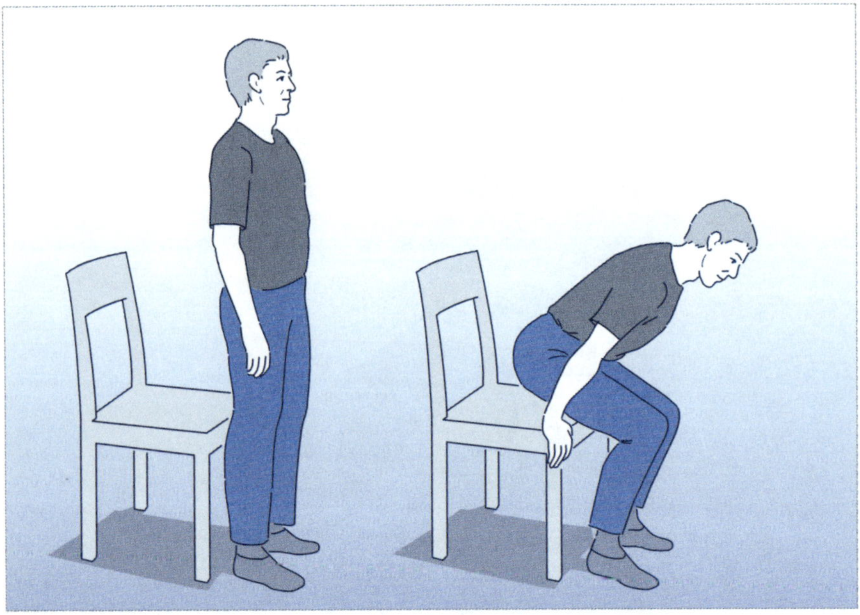

Beim Hinsetzen ist folgende Bewegungsabfolge zu beachten:

- Gehen Sie immer ganz dicht an die Sitzgelegenheit heran und drehen Sie sich dann mit dem Rücken dazu. Sie sollen die Kante der Sitzfläche an beiden Beinen spüren.
- Neigen Sie nun Ihren Oberkörper vor und stützen Sie sich mit den Händen an der Sitzfläche oder – wenn vorhanden – an den Armlehnen ab. Indem Sie den Oberkörper vorgeneigt lassen, können Sie sich nun langsam und sicher setzen.

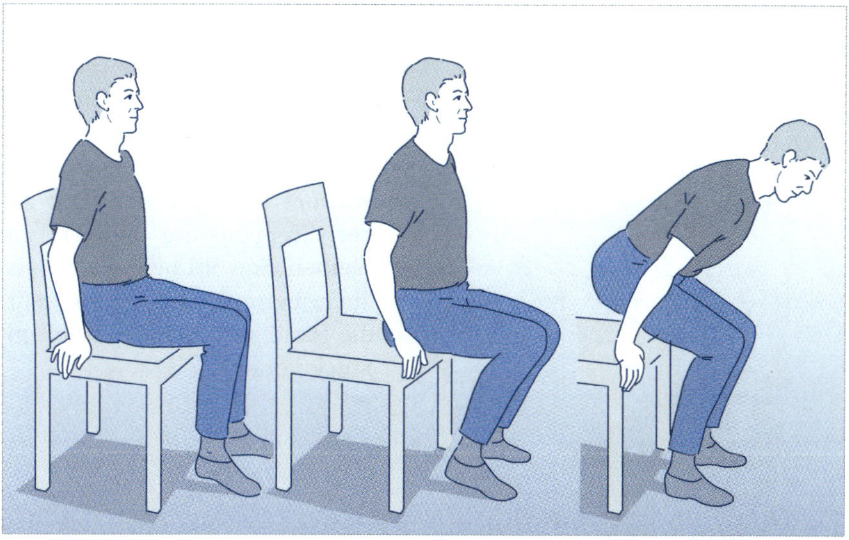

Wenn Sie wieder aufstehen möchten, gehen Sie folgendermaßen vor:

- Bewegen Sie sich zunächst an die vordere Kante der Sitzfläche. Dies geschieht am besten im so genannten »Schinkengang« – also Pobacke für Pobacke. Dazu verlagern Sie Ihr Gewicht immer abwechselnd auf eine Gesäßhälfte und schieben in dem Moment die andere ein Stückchen vor.
- Wenn Sie vorne sitzen, nehmen Sie Ihre Füße weit zurück und stellen Sie sie etwas breitbeinig oder in Schrittstellung auf.
- Nun nehmen Sie ein wenig Schwung und kommen mit Ihrem Oberkörper weit nach vorne. Sie werden merken, wie sich Ihr Gesäß von der Sitzfläche abhebt. Wichtig ist, dass Sie sich nicht zu früh aufrichten, sondern erst einen sicheren Stand finden, bevor Sie den Oberkörper in die Senkrechte führen. Sonst kann es passieren, dass Sie wieder Übergewicht nach hinten bekommen.
- Sie können sich beim Aufstehen zusätzlich auch noch an der Sitzfläche oder – wenn vorhanden – an den Armlehnen abstützen.

Treppen steigen

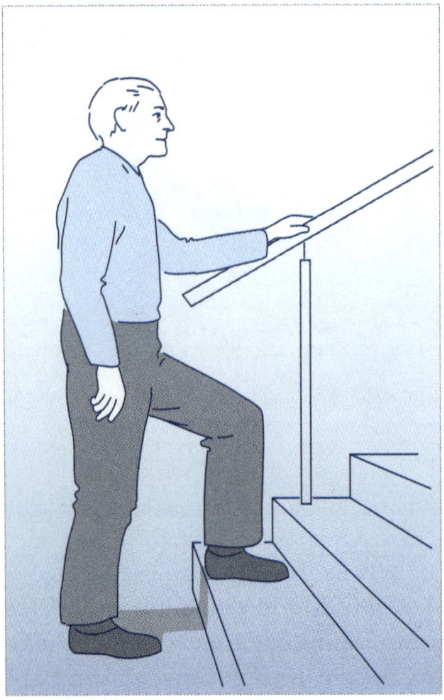

- Achten Sie darauf, immer den ganzen Fuß auf die Stufe aufzusetzen. Beim Hinabgehen führen Sie den Fuß weit genug vor, um nicht mit der Ferse an der Treppenstufe hängen zu bleiben. Sowohl beim Hoch- als auch beim Hinabsteigen geht die Hand am Geländer stets ein Stück voraus!

Schreiben

Um ein regelmäßiges Schriftbild auf das Papier zu bringen, muss ein komplizierter und uns zunächst nicht bewusster Bewegungsablauf vom Schultergelenk bis hin zu den Fingerspitzen erfolgen. Bevor Sie mit dem Schreiben oder den Schreibübungen beginnen, sollten Sie deshalb zunächst Ihre Schulter- und Armmuskulatur lockern. Dazu eignen sich beispielsweise Schwungübungen, wie sie auf Seite 114 beschrieben werden. Außerdem empfehlen wir Übungen zur Lockerung des Schultergürtels, wie Sie sie auf den Seiten 103 finden, sowie Dehnübungen (s.S. 116). Wenn Sie nun zu Papier und Stift greifen, sorgen Sie dafür, dass Sie viel Platz am Tisch haben, um den Schreibfluss nicht unnötig von außen zu blockieren. Nehmen Sie eine gute Sitzposition ein (s.S. 104) um zusätzliche Verspannungen im Rücken zu vermeiden. Die Unterarme sollen bequem auf dem Tisch aufliegen. Lange Ärmel lassen den Arm leicht über die Unterlage gleiten, sofern keine Tischdecke aufliegt. Der Ellbogen des Schreibarmes sollte nicht von der Tischkante herunterrutschen. Versuchen Sie sich vorzustellen, dass der Ellbogen wie an einem imaginären

Faden zur Seite gezogen wird. Legen Sie das Blatt am besten leicht schräg vor sich hin, das entlastet die Schulter und erleichtert den Schreibfluss. Griffverdickungen (s. Hilfsmittel, S. 150) ermöglichen ein entspanntes Halten des Stifts. Benutzen Sie Stifte mit weichen Minen um den Widerstand beim Schreiben gering zu halten. Treten Verspannungen oder Verkrampfungen auf, so legen Sie eine Pause ein und führen wieder einige Lockerungs- und Dehnübungen durch. Es empfiehlt sich, immer auf liniertem Papier zu schreiben (sich ein Linienblatt unterzulegen) und zwischen den geschriebenen Zeilen eine Reihe frei zu lassen. Nun stellen wir Ihnen noch einige Übungen vor, mit denen Sie den Schreibfluss trainieren können.

- Malen Sie auf einem DIN A3-Blatt
  - große Kreise
  - große 8-en
  - große Schlangenlinien

und bewegen Sie sich dabei bewusst aus der Schulter heraus.

Übungen zur Überwindung von Startstörungen/Freezing

Zunächst ist es wichtig, in solchen Momenten des Freezing nicht in Panik zu geraten bzw. sich nicht unter Druck zu setzen. Versuchen Sie vielmehr, sich zu entspannen. Einige ruhige und tiefe Atemzüge können Ihnen dabei bereits helfen. Sorgen Sie auch dafür, dass Ihr Gewicht auf der ganzen Fußsohle ruht und nicht nur vorne auf den Zehen. Dann können Sie folgende Möglichkeiten ausprobieren, um wieder ins Gehen zu kommen:

- Verlagern Sie Ihr Gewicht von einem auf das andere Bein, simulieren Sie also eine Art Schwanken wie auf einem Schiff. Das entlastete Bein führen Sie dann zum Schritt nach vorne.
- Versuchen Sie, zunächst einen Schritt zur Seite bzw. nach hinten zu machen.
- Klopfen Sie sich auf den Oberschenkel.
- Halten Sie eine Hand vor sich und versuchen, diese mit dem Knie zu erreichen.
- Geben Sie sich laut Kommandos – z. B. »1 – 2 – 1 – 2 ...« oder »Hoch das Knie!« oder »rechts – links – rechts – links« ... usw.)

Verbesserung der Symptomatik durch gezielte Entspannung

Viele der bekannten Entspannungsverfahren werden von Parkinsonbetroffenen angewandt und als sehr positiv erlebt – gerade, wenn die Krankheit sich in einem fortgeschrittenen Stadium befindet und die psychische Belastung – und damit auch die Anspannung – zunimmt.

Nicht ein einzelnes Entspannungsverfahren eignet sich besonders gut bei Parkinsonpatienten, sondern die Einstellung und Erfahrung des Einzelnen entscheidet über die gute Wirkung.

Lassen Sie sich von Ihren behandelnden Ärzten mehrere Entspannungsverfahren vorstellen und probieren Sie aus, was Ihnen persönlich am besten tut. Die weit reichenden günstigen Effekte gezielter Entspannung rechtfertigen nämlich den vermehrten Aufwand, unterschiedliche Entspannungsverfahren in der Wirkung auf den eigenen Organismus zu testen. Die positiven Effekte sind:

- Tägliche Ruhigstellung des Körpers zur optimalen Regulation aller Funktionen
- Tägliches Erleben von Ruhe, Abstand zu den störenden oder quälenden Symptomen während der Entspannung des Körpers
- Durch Hinzunahme von Vorstellungsübungen eine Auseinandersetzung mit positiven, konstruktiven Erlebnissen und Vorhaben sowie der Vorstellung, die Wirkung der Medikamente positiv zu unterstützen

Der Einsatz gezielter Entspannungsübungen in konkreten Stresssituationen bewirkt die Verhinderung des Sich-Aufschaukelns von Anspannung, Aufregung, Symptomverstärkung, Wut und Angst.

Gezielte Entspannung kann dem Patienten also Möglichkeiten vermitteln, seine erhöhte Stressanfälligkeit zu reduzieren, das heißt, weniger störanfällig zu sein. Ein langfristiges Ziel von Entspannung kann bei einem Parkinsonpatienten sein, erlernte Entspannungstechniken im Alltag, aber auch in immer wieder auftretenden Stresssituationen einzusetzen, das heißt, bewusst und schnell das allgemeine Erregungsniveau zu senken. Dadurch wird es möglich, im Stadium aufkommenden Stresses in besserer körperlicher Verfassung zu sein und sich im günstigeren Maße psychisch beziehungsweise gedanklich dem anstehenden Problem zu stellen oder es verarbeiten zu können.

Hilfsmittel gegen Freezing

Sollten diese Startstörungen bei Ihnen häufiger vorkommen, tragen Sie vorsichtshalber immer ein Hilfsmittel bei sich. Im Fachhandel sind spezielle »Freezingstöcke« erhältlich, bei denen auf Zug in etwa 5 bis 10 cm Höhe ein kleiner Querbalken ausklappt.
Es gibt aber auch andere Hilfsmittel, die Sie zur Überwindung von Freezing-Situationen verwenden können. Dies können z. B. sein:

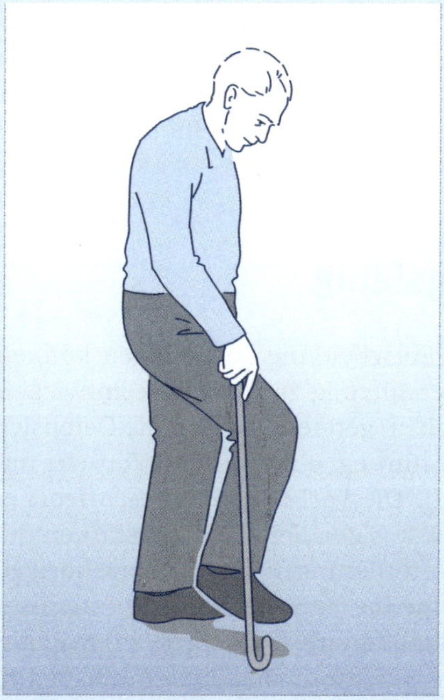

- Ein Spazierstock oder Stockschirm, den Sie gegebenenfalls umdrehen und über den Griff steigen.
- Ein Zollstock, den Sie entsprechend ausklappen können, um darüberzusteigen.
- Eine Tasche, die Sie vor sich stellen um über sie hinweg zu steigen.
- Ein Laserpointer, mit dem Sie Lichtpunkte setzen, auf die Sie zu treten versuchen.
- Ein Metronom, das Ihnen einen Takt vorgibt.
- Ein Walkman mit geeigneter Musik (am besten wirkt Musik im 4/4-Takt – also z. B. Wanderlieder, Marschmusik o.Ä.).

Das sind nur einige von vielen Möglichkeiten. Probieren Sie einfach die verschiedenen Hilfsmittel aus. Sie merken selbst am besten, was Ihnen schnell und effektiv weiterhilft. Vielleicht finden Sie ja auch gemeinsam mit Ihrem Bewegungstherapeuten noch andere neue Tricks.

Wichtige Entscheidungen zur Alltagsregelung

Kann ich meinen Beruf noch weiter ausüben, muss ich womöglich das Auto fahren aufgeben? In wichtigen Alltagsfragen stehen jetzt Entscheidungen an, die Sie bewusst in ihrer Notwendigkeit erkennen, akzeptieren und durchsetzen sollten. Scheuen Sie diese Entscheidungen nicht – selbstständiges, verantwortungsbewusstes Handeln stärkt Ihr Selbstwertgefühl. Auch im Zusammenleben mit Ihrem Partner werden einige Fragen auf Sie zukommen, die Sie gemeinsam versuchen sollten zu lösen.

Bleiben Sie entscheidungsfähig

Die Betroffenen, die sich zu keiner Entscheidung durchringen können, weil sie keine Gelegenheit und Unterstützung zum ruhigen Entwickeln und Vergleichen von Alternativen haben, geraten leicht in die Defensive: Andere entscheiden über ihren Kopf hinweg, ohne auf die Wünsche und Gefühle der Betroffenen einzugehen. Die vorher schon beschriebenen Einschränkungen in Mimik und Gestik (siehe Seite 100) verstärken den Eindruck von Desinteresse und Überforderungen für die Angehörigen, desweiteren hemmen Sprechprobleme die Betroffenen, ihre Interessen zu vertreten und die allgemeine Verlangsamung (siehe Seite 87) macht es ihnen oft schwer, in einer wichtigen Situation einzugreifen und richtig zu entscheiden.

Die Gefahr durch Übergangenwerden und An-den-Rand-gestellt-werden doch in Passivität zu geraten und sich als entmündigt und letztlich sogar überflüssig zu empfinden, ist bei Parkinsonpatienten erfahrungsgemäß groß.

Berufstätigkeit und Rentenfragen

Eine ganz wichtige Entscheidung, die Sie möglichst selbst treffen sollen, ist die bezüglich der Berufstätigkeit.

Für jemanden, der schon sehr lange gearbeitet hat, und mit gut 60 Jahren sowieso kurz vor der Rente steht, wird die Entscheidung für eine vorzeitige Berentung nicht sehr problematisch sein: Finanzielle Einbußen halten sich im Rahmen; wer in seiner beruflichen Tätigkeit lediglich Routinearbeiten erledigt hat, wird auch leicht »loslassen können«. Am unangenehmsten ist der Gedanke an den Verlust der Kontakte zu den Arbeitskollegen und die Frage: Werde ich mich zu Hause überflüssig fühlen?

Es ist wichtig, nicht nur über den Zeitpunkt der Beendigung der Berufstätigkeit gründlich nachzudenken. Auf die Planung Ihrer Freizeit nach Ende der Berufstätigkeit sollten Sie genauso viel Zeit und Energie verwenden, damit Sie dann in diesem neuen Lebensabschnitt zielgerichtet und zufrieden sein können.

Andere Berufstätige haben das Gefühl, noch ganz wichtige berufliche Aufgaben vor sich zu haben, fühlen sich unersetzlich und denken, den Betrieb jetzt nicht im Stich lassen zu können. In diesen Fällen ist es wichtig, zumindest eine möglichst konkrete Zeitachse festzulegen:
Was will ich noch bearbeiten? Wie lange wird die Aufgabe mich beanspruchen? Wann soll ich einen Nachfolger (aussuchen und) einarbeiten? Kann er gegebenenfalls die anstehenden Aufgaben übernehmen und in meinem Sinne zu Ende führen?

Planen ohne Druck

In unserer Erfahrung mit Parkinsonbetroffenen sehen wir häufig, dass die Festlegung der Beendigung der Berufstätigkeit auf einen ganz bestimmten Zeitpunkt – zum Beispiel noch 3 Jahre – einen negativen Druck auf den Kranken bewirkt. Die Erkrankung ist in ihrem Verlauf sehr wenig kalkulierbar und vielfältig beeinflussbar – das erfordert eine vorausschauende und dennoch flexible Planung.

Für einige Betroffene bedeutet ein vorzeitiges Ende der Berufstätigkeit eine Schreckensvision: Sie sind noch relativ jung und haben oft noch kleine Kinder oder die Kinder befinden sich noch in der Ausbildung – sind also von den Eltern momentan noch finanziell abhängig. Da sie sehen, dass die mögliche Rente vorne und hinten nicht ausreichen wird, sehen diese Menschen ihren Familienversorgungsauftrag gefährdet. Sie wollen in jedem Fall weiterarbeiten – so lange sie dürfen – und negieren dabei die Tatsache, dass es vielleicht doch nicht mehr so lange gehen wird, ohne dass sie dabei gesundheitlichen Schaden nehmen würden. Darum brauchen sie eine gute individuelle Beratung, um eine zusätzliche gesundheitliche Gefährdung und damit ein schnelleres Voranschreiten ihrer eigentlichen Erkrankung abzuwenden.

Diese Beratung sollte sich einerseits auf die realen Stressbelastungen und ihre Auswirkungen, aber auch auf die Möglichkeiten der Stressreduktion durch Teilzeitarbeit, Flexibilisierung der Arbeitszeit, Delegation von Aufgaben auf andere oder die Versetzung in Bereiche mit zeitunabhängiger Arbeitsleistung beziehen.

Gleichzeitig sollte jeder Parkinsonbetroffene sich schon frühzeitig um seine Rentenansprüche kümmern. Eine Altersrente für Schwerbehinderte und Berufs- oder Erwerbsunfähige steht Ihnen mit dem erreichten Alter von 60 Jahren bei einem GdB >50 und erfüllter Wartezeit (35 Jahre) zu. Andernfalls geht es um den Anspruch auf eine Berufsunfähigkeits- oder eine Erwerbsunfähigkeitsrente.

Ihre Ansprüche und die individuelle Höhe Ihrer zu erwartenden Rente lassen Sie am besten bei Ihrem Rentenversicherungsträger prüfen. Auskünfte dazu geben Krankenkassen und Gemeindeverwaltungen sowie die Beratungsstellen der Rentenversicherungsträger. Mit der erwarteten Rentenreform 2000 wird sich einiges im Rentenrecht ändern. Genaueres erfahren Sie ebenfalls bei den genannten Beratungsstellen.

Die Fahrtüchtigkeit überdenken

Die Frage der Fahrtüchtigkeit wird aus medikamentösem Anlass immer wieder diskutiert. Daneben ist aber auch die Gefahr, die durch die Verlangsamung in Bewegungen und Entscheidungen bei jedem Parkinsonbetroffenen ausgelöst wird, nicht zu unterschätzen. Das Thema Fahrtüchtigkeit ist schwer sachlich zu beleuchten, weil jeder weiß, was für einen hohen Stellenwert die Mobilität mit Hilfe des Autos für unser Selbstbewusstsein und unsere Alltagskompetenz hat.

In alltäglichen Fahrsituationen fallen Parkinsonbetroffene auch nicht negativ auf – im Gegenteil: Sie sind weniger an Unfällen beteiligt, weil sie langsamer, vorsichtiger und zumeist auch seltener als andere fahren. Viele benutzen das Auto nur noch auf kurzen und bekannten Strecken, vermeiden Nachtfahrten etc.

Trotzdem bleibt ein gewisses Risiko immer bestehen und viele unserer Patienten berichten nicht zuletzt von Beinahe-Unfällen. Zudem können die Beweglichkeitsschwankungen unvorhersehbar und heftig zu einer Off-Phase während des Fahrens führen – was das für Folgen haben kann, brauchen wir Ihnen nicht näher zu erläutern.

Es gibt sehr starke Aufmerksamkeits- und Wachheitsschwankungen. Am bedenklichsten ist die Tatsache, dass die Denkprozesse deutlich beeinflusst sein können, was im Alltagsleben, auch im Beruf, überhaupt nicht auffällt. Die Wahrnehmung verschiedener Reize, die Verarbeitung mehrerer Reize und die schnelle Lösungsfindung sind langsam oder fehlerhaft. Das kann im Falle einer Gefahrensituation, wie sie bei der heutigen Verkehrsdichte und der Fahrtgeschwindigkeit schnell auftreten kann, zu einer unangemessenen Reaktion führen.

Wenn Sie nicht ganz auf das Auto fahren verzichten möchten – wofür wir durchaus Verständnis haben – sollten Sie darüber nachdenken, ob Sie eventuell doch Ihre kognitive Leistungsfähigkeit und Ihr Reaktionsvermögen messen lassen. Fachkliniken führen solche Untersuchungen durch. In Frage käme auch eine praktische Überprüfung Ihres Fahrverhaltens durch einen Fahrlehrer.

Sozialrecht: Der Schwerbehindertenausweis

Der Schwerbehindertenausweis sollte jetzt beantragt werden. Für Arbeitnehmer gibt es eventuell Vorteile im Arbeitsverhältnis, z. B. der gesetzlich geregelte Kündigungsschutz und der Zusatzurlaub für Schwerbehinderte. Weitere Vorteile können sich aus der Beschäftigungspflicht für Arbeitgeber und aus der Möglichkeit der Unterstützung mit technischen Arbeitshilfen oder der Befreiung von der Schichtarbeit ergeben.

Bei der Einkommenssteuererklärung können steuerliche Vorteile ab Anerkennung der Schwerbehinderteneigenschaft nach GdB bzw. Merkzeichen in Form eines Pauschalbetrags oder als tatsächliche Aufwendungen infolge der Behinderung

- als Pauschalbetrag wegen Krankheit und Kur
- als Abzugsbeitrag bei Beschäftigung einer Haushaltshilfe
- bei Heimunterbringung
- wegen häuslicher Pflege
- für Kfz-Benutzung zwischen Wohn- und Arbeitsstelle
- für Kfz-Benutzung wegen Behinderung

geltend gemacht werden.

Den Schwerbehindertenausweis können Sie formlos oder auf einem Antragsformular bei den Versorgungsämtern beantragen.

Es kann je nach vorgegebenen Merkzeichen Kraftfahrzeugsteuerermäßigungen oder -befreiungen geben, Parkerleichterungen oder Freifahrt im öffentlichen Personennahverkehr (oder unentgeltliche Beförderung einer Begleitperson). Der Schwerbehindertenausweis wird formlos oder auf einem Antragsformular bei den Versorgungsämter beantragt. Je nach Grad der Behinderung (GdB) werden Prozentsätze von Amts- bzw. Vertrauensärzten des medizinischen Dienstes vergeben. Es gibt außerdem verschiedene Merkzeichen, die für die Inanspruchnahme von Vergünstigungen maßgeblich sind: B: ständige Begleitung notwendig; G: erheblich gehbehindert; aG: außergewöhnlich gehbehindert; H: hilflos; RF: Rundfunkgebührenbefreiung.

Veränderungen im Zusammenleben

Bisher hat es nur aus dem Blickwinkel des Betroffenen Aussagen über die Gefühle, die Gedanken und Handlungsweisen des gesunden Partners gegeben. Zunächst lässt sich auch kein großer Unterschied zwischen beiden Partnern feststellen: Die Unruhe und Unsicherheit vor der Diagnose ist auch beim Gesunden vorhanden, bemerkt er doch oft als Erster und am deutlichsten die ersten Anzeichen für die Veränderungen seines Partners. Der Diagnoseschock stellt dann die gemeinsamen Zukunft in Frage:

- Wird jetzt alles anders als wir planten?
- Was für Probleme und Aufgaben kommen auf mich als Partner eines Parkinsonkranken zu?

Die Planung und Ausgestaltung des Alltags nach der Ersteinstellung der Medikamente sollte möglichst nicht in den Händen des Gesunden liegen. Der Parkinsonbetroffene kann und muss kompetent wie bisher seine eigenen Entscheidungen treffen können.

Ziehen Sie als Partner eines Parkinsonkranken aus Phasen von Rückzug, Passivität und Depression des Kranken nicht den voreiligen Schluss, dass von jetzt an Sie alles für ihn (oder sie) übernehmen müssten.

Und auch in der Phase, in der die langsam die ersten sichtbaren Zeichen der Krankheit auftauchen, sollten die gemeinsamen Belange beider Partner auch weiterhin gemeinsam besprochen und entschieden werden.

Helfen Sie dem Parkinsonkranken aus Unsicherheit, Angst, Zweifeln an seinem Selbstwertgefühl und dadurch drohender Selbstaufgabe heraus – das ist es, was ein erkrankter Partner sich in dieser Situation von Ihnen wünscht!

Wir wissen, dass genau das im Alltagskontakt oft nur sehr schwer zu realisieren ist. Wie in dem Bericht einer Ehefrau eines Parkinsonkranken geht es daher sicherlich vielen gesunden Partnern, die eben auch erst lernen müssen, mit dieser Erkrankung so normal wie möglich umzugehen: »Mein erkrankter Partner ist oft schon so verlangsamt und manchmal auch unverständlich. Da sage ich ohne nachzudenken schnell schon mal: Gib mir das Messer, ich schneide dir das Fleisch mal eben! Oder ich nehme ihm den Hausschlüssel aus der Hand und schließe die Tür selbst ab. Oder ich übernehme bei Anrufen einfach den Telefonhörer und wir Gesunden treffen dann die Verabredung.«

Die Erkrankten und ihre professionellen Gesprächspartner wissen aber ganz genau, dass so immer wieder das Selbstwertgefühl der Patienten demontiert wird – auch wenn das unter der Absicht der Gesunden geschieht, es doch eigentlich gut zu meinen!

Machen Sie als gesunder Partner immer wieder Vorschläge gegen die Isolation und Vereinsamung Ihres Partners. Selbst wenn Betroffene um die negativen Auswirkungen ihres sozialen Rückzugs wissen, sind die Blockaden von Sozialaktivitäten meist schon sehr ausgeprägt und daher finden sie den Weg heraus aus dieser selbst gewählten Isolation auch nicht alleine.

Wie wir schon in dem Kapitel über Depressionen beobachtet haben (siehe ab Seite 86), leiden viele Parkinsonbetroffene unter einer negativen Selbstwahrnehmung infolge ihrer kommunikativen, motorischen und auch kognitiven Defizite. Dazu kommen eine starke Angst vor negativer Beurteilung, Ablehnung und Mitleid durch die Umwelt.

Am besten ist es, wenn verwandtschaftliche Kontakte und freundschaftliche Beziehungen auch nach der Diagnosestellung »Parkinson« ohne jede Unterbrechung fortlaufen. So können Partner, Verwandte und auch Freunde und Arbeitskollegen mit dem Betroffenen gemeinsam in seine Erkrankung »hineinwachsen« und dadurch lernen, besser mit ihr umzugehen.

Probleme im Sexualleben

Über lange Zeit sind Beeinträchtigungen im und Leidensdruck durch Veränderungen im Sexualleben selten beachtet und benannt worden. Dabei sagt jeder, dass der sexuelle Bereich in seinem Leben wichtig ist – für das Selbstwertgefühl wie auch die Zufriedenheit.

Wie wir bereits im ersten Teil dieses Buches besprochen haben (siehe ab Seite 52), wissen wir heute immer noch nicht ganz genau, wie die verschiedenen Parkinsonmedikamente in die Steuerungsmechanismen unserer Sexualität eingreifen, also wo z. B. Erregungshemmungen ausgelöst werden oder ab wann und wo z. B. Ejakulations- und Erektionsstörungen beeinflusst sind.

Und auch die berichteten Libidosteigerungen haben ihre Ursache in bestimmten Medikamenten, die zur Behandlung des Parkinson herangezogen werden.

Daneben ist aber gerade die Sexualität des Menschen ein Lebensbereich, der durch Unsicherheit, Ängste, Verzweiflung, Depression, Stresserleben, Misserfolgserwartung und viele Faktoren mehr bei jedem Einzelnen von uns deutlich störbar ist, wenn auch in unterschiedlich starker Ausprägung.

- Wie soll man das voneinander trennen?
- Worauf soll man achten?
- Was ist durch vertrauensvolle Gespräche in großer Offenheit der (Sexual-)Partner zu bewirken?

Wir wissen es (noch) nicht, das Ausmaß und die möglichen Ursachen werden zurzeit verstärkt untersucht. Bisher kann darum gesagt werden: »Sexuelle Funktionsstörungen treten sowohl bei betroffenen Frauen und Männern als auch bei gesunden Lebenspartnern auf. Bei den Erkrankten sind Frauen mit 51 Prozent häufiger von Orgasmusstörungen betroffen als Männer (40 Prozent). Und während 40 Prozent der Männer über Erektionsprobleme klagen, leiden etwa die Hälfte der Frauen an einer sexuellen Erregungsstörung. Über die Hälfte der gesunden Männer (56 Prozent) haben Orgasmusstörungen, die gesunden Frauen dagegen leiden in erster Linie unter Appetenzstörungen (73 Prozent) und Erregungsstörungen (61 Prozent).«

Mit diesen Untersuchungsergebnissen wird der psychische Anteil an den Störungen der Libido bestätigt. Aus diesem Grund können wir Ihnen zur Verringerung des Leidensdrucks (und die Angst, ersetzt oder ganz verlassen zu werden kommt bei vielen Betroffenen noch deutlich hinzu) bislang nur zu offenen Partnergesprächen und einer Fachberatung raten.

Die psychisch bedingten Hemmnisse im Bereich der hohen Unsicherheit, des geringen Selbstwertgefühls, der Blockierung durch Depression und Lebensangst können – mit und ohne fachprofessionelle Unterstützung – wirksam bearbeitet und häufig gelöst werden. Voraussetzung für eine dauerhafte Beseitigung derartiger Probleme ist allerdings, dass sowohl der Kranke selbst als auch der betroffene Partner offen mit diesem Thema umgehen und die entgegengebrachte Hilfe auch wirklich annehmen wollen.

Wichtig: Aktivitäten jeder Art zur Erhaltung von Beweglichkeit und psychischer Stabilität

Das ganz normale Leben eines Parkinsonkranken kann und sollte so lange und auch darüber hinaus fortgeführt werden, bis durch deutliche Schwankungen in der Befindlichkeit und Wirkfluktuationen die Krankheit sichtbar und damit »öffentlich« wird.

Wenn Symptome auffallen und direkte oder indirekte Fragen (z. B. durch neugierige Blicke) gestellt werden, muss jeder Erkrankte seine Umwelt informieren, um Missverständnissen und eigenen Ausweichtendenzen vorzubeugen – das sollte auch in seinem eigenen Interesse geschehen. Häufig nehmen Parkinsonpatienten dazu fachkompetente Hilfe in Anspruch.

Da die Grenzen der medizinischen Therapien sichtbar werden, treten jetzt eine Übernahme von Selbstverantwortung, ein hohes Maß von Eigenaktivität und therapeutische Stützung in den Vordergrund. Statt Resignation und Depression muss die Möglichkeit der positiven Selbstbeeinflussung auf der Basis neuer und der fortschreitenden Erkrankung angepasster Lebensziele und Lebensstile eingesetzt werden.

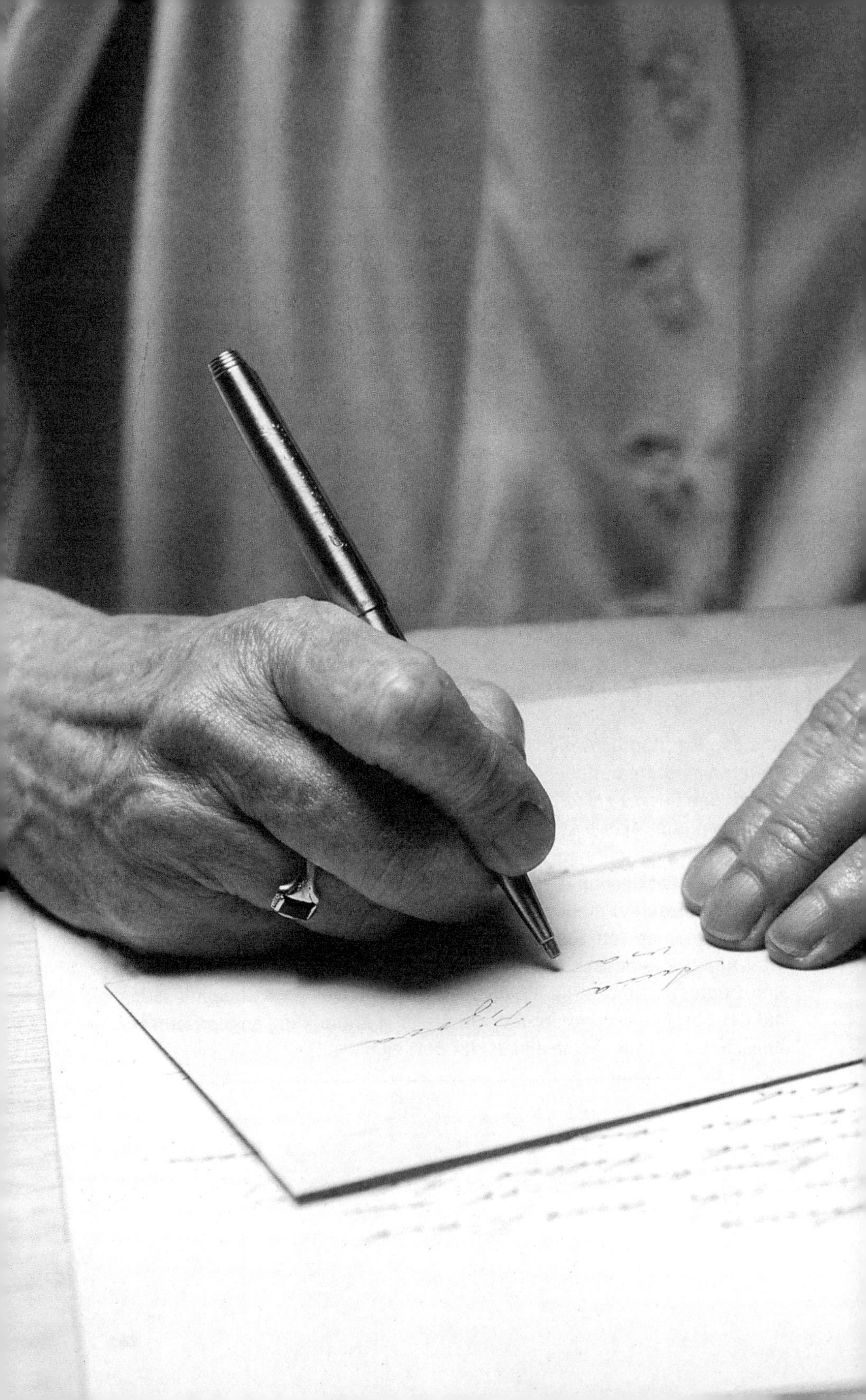

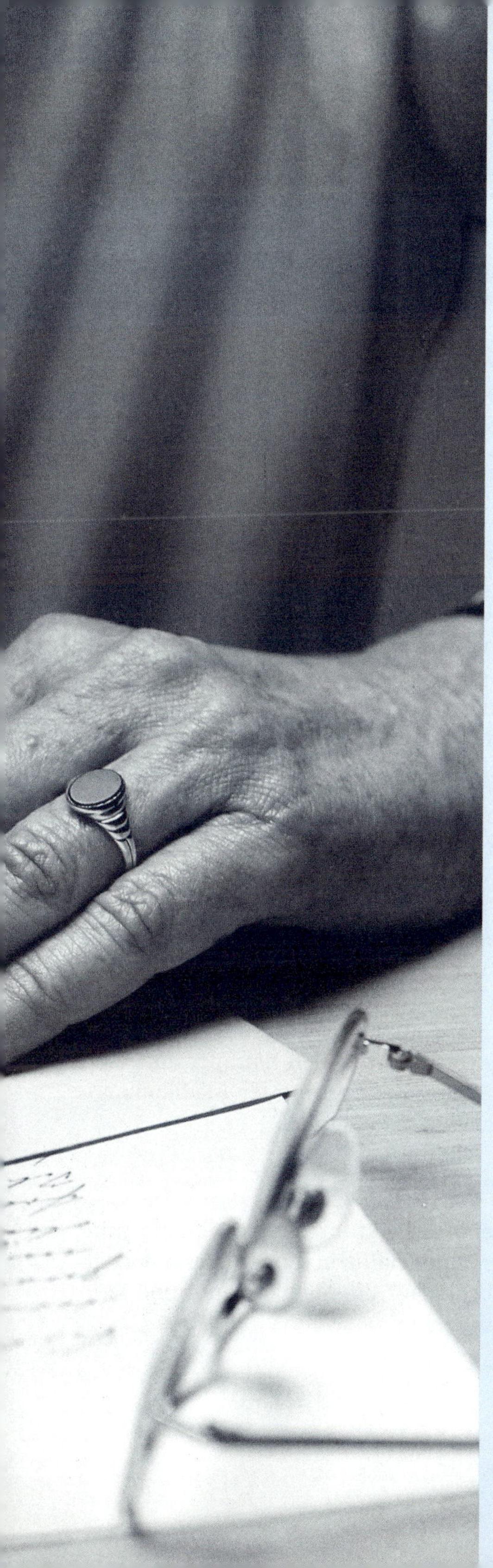

Phase 3

Ausgeprägte Beeinträchtigungen machen mehr Hilfe erforderlich

Der dritte Teil unseres Ratgebers befasst sich mit der – wie wir sie nennen – dritten Phase Ihrer Erkrankung, die durch zum Teil sehr starke Beeinträchtigungen charakterisiert ist. Wir informieren Sie über medikamentöse Möglichkeiten aber auch über Hilfsmittel, die Ihnen den Alltag erleichtern können. Ferner stellen wir Ihnen Behandlungsmöglichkeiten in den Bereichen Logopädie und Bewegungstherapie vor. Hier zeigen wir Ihnen auch wieder wirksame Übungen, die Sie zu Hause alleine oder mit Ihrem Partner ausführen können.

Veränderungen der Krankheit und ihre Behandlung

In diesem Kapitel erfahren Sie, wie sich ein Fortschreiten Ihrer Parkinsonerkrankung äußern kann und wie es zu diesen Veränderungen kommt. Wir geben Ihnen zudem einen Überblick über Hilfsmöglichkeiten verschiedener Art.

Medizinische Probleme späterer Krankheitsstadien

Wirkungsschwankungen mit stärkeren Bewegungswechseln und Überbewegungen können die Krankheit bei längerem Bestehen kennzeichnen. Darüber hinaus werden die Zeiten guter Beweglichkeit kürzer. Ältere Patienten reagieren unter Umständen empfindlicher auf die Medikamente. Lesen Sie, wie Sie auf die veränderten Situationen reagieren können und wie Sie am besten mit ihnen umgehen.

Störungen wie Halluzinationen und Verwirrtheit können den Patienten im Verlauf der Parkinsonkrankheit erheblich beeinträchtigen.

Es ist wichtig, dass sowohl Sie als Patient wie auch Ihre Angehörigen von den ersten Anzeichen solcher Störungen Kenntnis haben, damit diese durch eine geeignete Behandlung schnell und gezielt gebessert werden können.

Depressionen können in späteren Krankheitsstadien häufiger auftreten als zu Erkrankungsbeginn. Durch die Gabe bestimmter Medikamente (siehe Seite 80) sind sie heute jedoch gut zu behandeln.

Halluzinationen und Verwirrtheit

Häufig auf die Parkinsonmedikamente zurückführbar sind lebhafte Träume und Sinnestäuschungen, so genannte Halluzinationen. Besonders ältere Patienten reagieren empfindlicher auf die Medikamente und können schnell einmal »böse Geister« sehen.

Wer das nicht weiß, ist als Betroffener oder als Angehöriger unvorbereitet und völlig geschockt bei einem ersten Auftreten. Folgende Fragen sind dann ganz typisch:

- Werde ich jetzt verrückt?
- Reagiert mein Gehirn völlig falsch?

Es entsteht eine große Angst um die eigene Zurechnungsfähigkeit, die beim Betroffenen mit Scham und Verschweigen einhergeht. Der Partner stellt in der Regel ein paar Fragen, aber das Infragestellen der geistigen Zurechnungsfähigkeit ist so ein belastendes Thema, dass der Angehörige auch oft lange schweigt – aber genau dieses Verhalten ist falsch!

Auch der Psychologe als wichtiger Ansprechpartner für den Patienten und seine Angehörigen sollte in dieser Phase nicht vergessen werden.

Beginnende Halluzinationen müssen sofort behandelt werden. Sie entstehen langsam und bahnen sich nachts an, typische Anzeichen dafür sind:

- Lebhafte und sehr farbige Träume, unruhiger Schlaf mit lautem Sprechen bis hin zu Albträumen. Die Träume können schließlich nicht mehr von der Realität getrennt werden.
- Reden mit oder Greifen nach Personen und Gegenständen, die gar nicht vorhanden sind.
- Beschreibung von nicht vorhandenen Menschen und Tieren im Raum, Hören von Geräuschen oder Stimmen.

Halluzinationen werden unbehandelt immer stärker, in der Regel auch immer bedrohlicher und sind stark Angst auslösend. Deshalb muss bei einem Verdacht auf Halluzinationen so früh wie möglich von einem Arzt medikamentös eingegriffen werden. Sehr selten kommen psychotische Episoden in Form von Eifersuchts- und Verfolgungswahn vor.

Sie und Ihre Familie müssen aber immer wissen, Halluzinationen werden durch Medikamente ausgelöst und sind durch Medikamente auch wieder abstellbar.

Wenn es der Beweglichkeit nicht erheblich schadet, sollte die Dosierung der Parkinsonmedikamente reduziert werden. Ansonsten schaffen Schutzmedikamente Abhilfe. Am häufigsten werden zur Behandlung von Halluzinationen so genannte atypische Neuroleptika wie Clozapin in kleinen Dosen eingesetzt.

Halluzinationen – eine Patientengeschichte

Halluzinationen müssen nicht immer schrecklich sein, wie die folgende Geschichte eines Patienten zeigt:

»Ich war gleich dagegen gewesen, hier mitten im Dorf, auf einem Eingang zum Sportplatz, die Nacht zu verbringen. Und jetzt hörte ich es alle Augenblicke, das Kratzen der Füße und das Scharren von Händen der halben Dorfjugend. Eine Schar von wenigstens zehn bis fünfzehn halbwüchsigen Jungen hatten dabei gestanden, hatten interessiert zugesehen und miteinander getuschelt und gelacht. Wir, das waren Gaby und Klaus mit ihrem Hymer Wohnmobil, die mit uns einen Urlaub verbringen wollten. In Frankreich kann man überall eine Nacht sein Wohnmobil abstellen.

Alle schliefen sie den unschuldigen Schlaf, und ich musste mich entscheiden. Wollte ich sie wecken, damit alle auf die Geräusche warten würden. Oder sollte ich allein raus gehen und gegen die Kids kämpfen und sie verjagen. Bestehlen würden sie uns wohl nicht? Aber hörte es sich nicht gerade jetzt so an, als ob jemand an den Spiegeln oder Lampen schraubte? Ich musste raus, ich musste irgend etwas unternehmen. Zuerst musste ich durch die schmalen Schlitze, die nur da waren weil Ulk das Rollo nie ganz hochziehen konnte. Morgen werde ich mich bei ihr bedanken, dachte ich, während ich krampfhaft versuchte draußen in der Dunkelheit was zu entdecken. Dann hörte ich ein schnelles Getrampel von vielen Kinderfüßen, sie liefen davon. Ich hatte sie vertrieben. Ich war der Sieger gewesen. Mir kam es vor, als ob ich etwas Starkes vollbracht hatte. Jetzt machte ich sogar die Tür auf und hörte in der Ferne das Gelächter der abziehenden Bande. Wahrscheinlich waren sie sowieso müde und waren froh, dass sie einen Grund hatten den Unsinn abzubrechen. Die kommen bestimmt nicht wieder. Jetzt aber ab in die Koje oder richtiger in den Alkoven.

Ich zuckte zusammen, da war doch was gewesen. Da waren doch wieder Geräusche auf dem Dach. Hatte ich schon geschlafen oder wie viel Zeit war vergangen seit meinem Sieg? Ich schlich zu meinem Sehschlitz, aber draußen war es stockfinster. Doch das Schlürfen und Klopfen war immer noch da. Wollten die Verrückten meine Nachtruhe stören, wollten diese Anistrinker meinen Urlaub stören, oder was. Aber halt, was war da denn los? War es draußen nicht unverschämt still, waren sie etwa weg, oder lauschten sie nur nach den Geräuschen, die ich beim Verlassen meiner sicheren Ruhestätte machte. Egal, jetzt wird erstmal durch den Fensterspalt geschielt und dann doch Spot an. Aber ich sah trotzdem keinen dieser Räuber, nicht an unserem Fahrzeug und nicht an dem Hymer.

Aber was war denn das? Ich rieb mir die Augen, aber ich träumte nicht. Ich war wach und sah etwas Unmögliches, so etwas hatte ich noch nie gesehen, aber es war wahr, und schön war es auch. Es war wunderschön, dieses glitzernde Wohnmobil meiner schlafenden Freunde. Was hatten die Halbstarken, Polterabendüberlebenden da aus dem Wohnkoffer gemacht, es war ein Kunstwerk, wie man es sonst nur von dem Reichstags-Verpacker erwartet hätte. Der ganze Wagen war von oben bis unten in Klarsichtfolie eingepackt. Vom Dach bis auf die Erde und von vorn bis hinten war ein breites rotes Band über die Folie dekoriert, so dass es wie ein Geschenkkarton aussah. Besonders wurde dieses durch die rote Schleife deutlich, zu der sie das rote Band auf dem Dach geformt hatten. Da der Mond jetzt aufgegangen war, wurde alles toll beleuchtet und glitzerte wie ein Sternengebilde. Ich konnte mich schwer von dem Dekorationswunder losreißen, aber es war sicher, dass die zweite Bande weg war, denn ich hatte während der ganzen Zeit keine Geräusche mehr gehört.

Also waren sie fertig mit der Dekoration unseres Knauss. Aber wie sah der aus, was hatten sie aus ihm gemacht. Ich würde es sofort sehen, denn jetzt hielt mich nichts mehr. Ich machte die Tür auf und dachte dabei nur, eigentlich sehr sorglos. Aber meine Neugier war größer als meine Vorsicht, ich wusste jetzt, dass die beiden Gruppen ein Spiel oder eine Wette ausgetragen hatten, und ich wahrscheinlich die Bewertung abgeben sollte, welches Kunstwerk schöner gelungen war. Ich sah durch den Türspalt nach draußen, was war denn da? Dort auf der Erde lag ein heller Streifen mit dunkleren Flecken, der von unserem Mobil weg führte. Wie eine Zündschnur, nur breiter und größer. Ich war draußen und drehte mich um! Das war unmöglich, was ich da sah war eine riesige graue Katze in der Größe unseres Fahrzeuges. Es sah aus, als ob die Katze einen Buckel machte. Das ganze Mobil war mit einer Art Fell, vielleicht graue Felldecken oder so etwas überzogen. Das Fell reichte bis auf die Erde und war mit dickem weißem Band an den Reifen befestigt und so dekoriert, dass es mit Sicherheit die Katzenpfoten waren. Und jetzt sah ich es ganz deutlich, der helle Streifen, den ich beim Rausgehen gleich entdeckt hatte, war der Schwanz. Ja es sollte den Katzenschwanz darstellen.

Als ich am Morgen erwacht war, waren Klaus und Gaby schon draußen. Ich hörte ihre Stimmen, wieselflink rutschte ich aus der Koje in den Trainingsanzug und schnell nach draußen. Aber draußen war nichts, gar nichts von den nächtlichen Kunstwerken. Kein Schnipsel von dem Papier oder Fell oder irgendwelche Spuren. Das hatte also auch zu den Spielregeln der Dekorationskünstler gehört, lautlos und unbemerkt diese ganze Arbeit wieder einzusammeln und nicht beweisbar zu machen.«

Verwirrtheitssymptome können manchmal schon vor der eigentlichen Parkinsonerkrankung bestehen. Die Patienten sind räumlich und zeitlich schlecht orientiert und häufig schon tagsüber unruhig. Oft wird Verwirrtheit auch im Verlauf der Erkrankung durch Flüssigkeitsmangel oder zusätzliche Krankheiten ausgelöst. In diesen Fällen ist der Einsatz von Parkinsonmedikamenten problematisch, da die Symptome dann eher noch zunehmen. Auch Ortswechsel wie Krankenhauseinweisungen überfordern den Patienten und verschlechtern seine Orientierung.

Wenn möglich, sollte der Kranke beim Auftreten von Verwirrtheitszuständen im gewohnten häuslichen Rahmen behandelt werden.
Ist der stationäre Aufenthalt jedoch unumgänglich, hilft es, dem Patienten möglichst viele vertraute Gegenstände mitzugeben. Manchmal kann die Anwesenheit einer Bezugsperson wie dem Ehepartner dem Kranken den Aufenthalt in der fremden Umgebung erleichtern.

Depression und Denkprobleme

Oft sind Off-Phasen mit stärkerer Depressivität gekoppelt. Hier wird der Zusammenhang zwischen (zu) niedrigem Niveau von Neurotransmittern und psychisch zwangsläufiger Reaktion deutlich. Wenn also eine bestimmte Neurotransmitterkonstellation depressives Denken und Fühlen erzwingt, kann der Betroffene kurzfristig nichts tun.

Wir überlegen immer wieder, ob ein »Aussitzen« einer depressiven Phase möglich ist. Oft wird von Patienten auch berichtet, dass Off-Phasen zusätzlich gekennzeichnet sind durch Einschränkungen im Denken. »Ich kann dann keinen klaren Gedanken mehr fassen. Alles kommt mir ganz unbestimmt und ungreifbar vor. Ich fühle mich wie hinter einer Milchglasscheibe oder wie im dichten Nebel.«

Damit sind oft Ablenkungen in Off-Phasen nicht möglich, wie z. B. sitzen und lesen bei Unbeweglichkeit. Auch das Geschehen im Fernsehen ist nicht zu verfolgen, eine Entspannungsübung ist ebenso wenig durchführbar.

Wichtig ist, dass Sie die aufkommende Angst vor dem endgültigen Bleiben dieses Zustands nicht zulassen, sondern sagen Sie sich: »Wenn die Medikamente wieder greifen, ist die Off-Phase vorbei. Ein dauerhaftes Aussetzen der Wirkung ist nicht zu erwarten, die nächste On-Phase wird kommen!« Deshalb können wir Ihnen manchmal nur raten: Sitzen Sie die Off-Phase aus! Bleiben Sie emotional so wenig beteiligt wie irgend möglich!

Auch wenn kognitive Veränderungen phasenweise deutlich spürbar sind, sollten Sie das Wissen und daraus folgend das Tun, dass Übungen und Training deutlich zum Erhalt Ihrer körperlichen und geistigen Fähigkeiten und Fertigkeiten beitragen, nie verlieren. Egal, ob Sie alleine, mit Zuspruch und Unterstützung Ihres Partners und/oder unter Anleitung von Fachtherapeuten arbeiten, Aktivitäten in den Bereichen Physiotherapie, Logopädie, Ergotherapie und Entspannung sind und bleiben in jeder Phase Ihrer Erkrankung wichtig!

Mögliche weitere Verläufe in dieser Phase der Erkrankung

Es ist von Patient zu Patient sehr verschieden, ab wann – und ob überhaupt – die Parkinsonkrankheit jemals einen sehr schweren Verlauf nimmt. Im fortgeschrittenen Stadium kann die Beweglichkeit so eingeschränkt sein, dass selbst Kauen und Schlucken anstrengend werden. Manchmal muss der Patient mit einer kleinen Menge an Medikamenten auskommen, um nicht unter Halluzinationen oder Verwirrtheit zu leiden. Hilfen zur Erleichterung des Alltags müssen daher zunehmend eingerichtet werden (siehe Seite 152).

Sehr selten können akinetische Krisen auftreten. Der Begriff »Krise« soll auf den kritischen, unter Umständen lebensbedrohlichen Zustand des Patienten in dieser Phase hinweisen. Der Kranke wird in kurzer Zeit extrem unbeweglich und steif, bekommt hohes Fieber und hat Schwierigkeiten zu schlucken und ausreichend zu atmen. Hierdurch ist auch die Medikamenteneinnahme nicht mehr gewährleistet, was die Situation weiter verschlechtert. Akinetische Krisen können dann eintreten, wenn unbeabsichtigt die Parkinsonmedikamente nicht verabreicht werden oder wenn plötzlich eine zweite schwere Erkrankung hinzutritt.

Verständigen Sie als Angehöriger bei den ersten Anzeichen einer akinetischen Krise sofort den Arzt! Durch eine schnelle und intensive Behandlung kann der kritische Zustand gebessert werden.

Wie werden die Veränderungen erlebt?

Wenn ausgeprägte Beeinträchtigungen unvermeidbar sind, werden zwangsläufig die Partner, andere – und auch professionelle – Hilfspersonen und anleitende Fachtherapeuten immer wichtiger. Wie in allen Phasen dieser Erkrankung ist es auch jetzt wichtig, den Kranken so weit es geht in alle Maßnahmen aktiv miteinzubeziehen. So wird die Gefahr verringert, dass er sich zurückzieht und in eine Isolationssituation gerät.

Rückgang von Kompetenz und Aktivität

Der Betroffene muss sich mit steigendem Kontrollverlust und seiner oft nicht mehr steuerbaren emotionalen Instabilität auseinander setzen. Das ist sehr schwierig: Mit der Dauer der Erkrankung nimmt die eigene Kraft, aktiv, positiv, gelassen und gestaltend mit den zunehmenden Defiziten umzugehen, ab. Gleichzeitig steigen durch die immer unzuverlässigere Wirkung der Medikamente und den damit einhergehenden Anstieg der Nebenwirkungen die Probleme durch die Krankheit.

Damit ist die Unterstützung durch andere zunehmend unumgänglich. Der gesunde Partner wird mehr und mehr die Alltagsregelungen übernehmen und bei den verstärkt notwendigen Therapien (Krankengymnastik, Logopädie, Ergotherapie) die Rolle des aktiven Co-Therapeuten übernehmen (müssen).

Die Gefahr für Sie als Erkrankten, sich aufzugeben, die anderen machen zu lassen, passiv, resignativ, depressiv und umfassend hoffnungslos die Tage dahingehen zu lassen, ist groß. Aber ein geschicktes Handhaben der zahlreichen Hilfs- und Therapiemöglichkeiten sowie das bewusste Ausschöpfen der guten Phasen können Ihre Lebensqualität ein großes Stück weit aufrechterhalten.

Durch Tagesplanung dem Tag eine Struktur geben

Wenn Sie morgens nach der ersten Medikamenteneinnahme noch ganz ruhig und entspannt im Bett liegen, erstellen Sie sich einen Tagesplan (siehe auch Seite 99): Heute ist es notwendig, zu duschen und die Haare zu waschen. Das wird so viel Zeit kosten, dass darüber der Vormittag vergeht. Also muss das Einkaufen für den Nachmittag eingeplant werden. Werde ich da genug Kraft haben? Ansonsten verlege ich die Einkäufe auf den nächsten Tag.

Zwei bis drei feste Vorhaben täglich sind gut, sie geben dem Tag Struktur und verhindern, dass Sie sich hängen lassen und den Tag nur so an sich vorbeiziehen lassen. Viel zu viele Pläne und ein stressbeladenes Erledigen wollen um jeden Preis machen Sie unruhig und ungeduldig. Zudem führt so ein Verhalten mit großer Wahrscheinlichkeit zu häufigen Misserfolgen.

Gehen Sie den Weg der kleinen Schritte und nehmen Sie sich in Ihrer Tagesplanung nicht zu viel auf einmal vor (siehe Tagesplan auf S. 99).

Flexibilität im Alltag wird immer wichtiger

Wir haben sehr viel über die verschiedenen Einflussfaktoren auf Medikamentenwirkung und körperliche Beweglichkeit gelesen. All das bedeutet für den Kranken:
Es ist sinnlos, sich in der Planung des Tagesablaufs genau festzulegen: Der Körper reagiert doch anders, als Sie wollen. Wann ein Vorhaben durchführbar ist, sollten Sie einfach der spontanen Bereitschaft Ihres Körpers überlassen.

Flexibilität ist das Zauberwort. Hören Sie auf Ihren Körper und nutzen Sie die Phasen eines guten Allgemeinzustandes für geplante Aktivitäten.

Sicher sind Arztbesuche, Termine bei der Krankengymnastin, in der DPV-Gruppe oder Einladungen zu Verwandten und Freunden nicht von Ihnen veränderbar. Aber Sie wissen ja: Sobald Sie denken »Ich muss jetzt gleich funktionieren!« klappt meistens gar nichts.

Wenn es auf die Minute ankommt

Planen Sie vor einem wichtigen Termin, der sich nicht verschieben lässt, viel Zeit ein, entspannen Sie sich vorher ausgiebig, gehen Sie rechtzeitig los, machen Sie sich bei eventuell auftretenden Blockaden klar: Ich habe viel Zeit, ich komme auch mit Verzögerungen noch ganz pünktlich. Ich ruhe mich jetzt erst einmal aus, entspanne mich und dann schaffe ich ganz sicher das nächste Stück.

Besuche bei Verwandten, Freunden und Mitbetroffenen sollten Sie ganz offen angehen: »Wenn es klappt und mein Körper funktioniert, freue ich mich. Im anderen Fall habe ich alle Personen in meinen Umfeld so gut über meine Erkrankung aufgeklärt, dass mein »Zu spät-« oder »Nichterscheinen« keine Probleme bereitet. Denn die anderen wissen schließlich um meine Krankheit und die damit verbundenen Schwierigkeiten und haben gelernt, damit umzugehen.«

»Ich weiß, je weniger Druck ich mir selber mache, desto besser sind die Chancen, dass mein Körper mitmacht.«

Für viele Betroffene ist es auch immer sehr beruhigend, in jedem Fall eine Medikamentendosis dabei zu haben, um gegebenenfalls nachhelfen zu können. Wobei oft schon allein die Gewissheit, im Ernstfall reagieren zu können, eine große Beruhigung für den Kranken darstellt. Halten Sie dafür aber bitte vorher Rücksprache mit Ihrem behandelnden Arzt!

Akzeptanz von Hilfestellungen

Es ist sehr erfreulich, dass Gehstock, Gehwagen und Rollstuhl inzwischen zum alltäglichen Bild gehören. Niemand achtet heute besonders auf Behinderte mit diesen Hilfsmitteln. Die Angst aufzufallen und abgelehnt zu werden, ist heute unbegründet. So fällt es auch den Parkinsonbetroffenen leichter als noch vor einigen Jahren, sich eine große Mobilität und Sozialkontakte mit diesen Hilfsmitteln zu erkaufen.

Hilfsmittel für verschiedene Lebensbereiche

Auch in vielen anderen Bereichen gibt es ausgesprochen geschickt ausgedachte Hilfsmittel. Informieren Sie sich darüber auch mit Hilfe von so genannten Hilfsmittelkatalogen und Ergotherapiebroschüren (siehe Anhang Seite 179) und lassen Sie sich im Fachhandel beraten.

Sich alleine pflegen und anziehen können ist ein wichtiges Feld für das Selbstbewusstsein eines Parkinsonkranken. Mit Hilfe von gut ausgedachten Geräten im Haushalt arbeiten zu können, erhöht für kranke Menschen die Lebensqualität deutlich.

Im Folgenden stellen wir Ihnen eine Reihe von Hilfsmitteln vor, die Ihnen gute Dienste bei der Bewältigung alltäglicher Tätigkeiten leisten können:

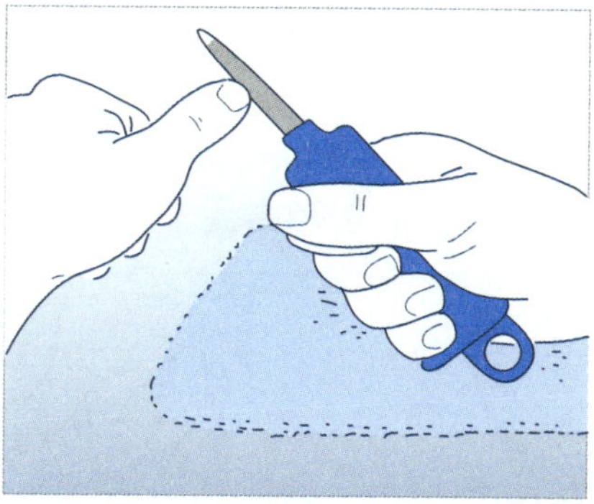

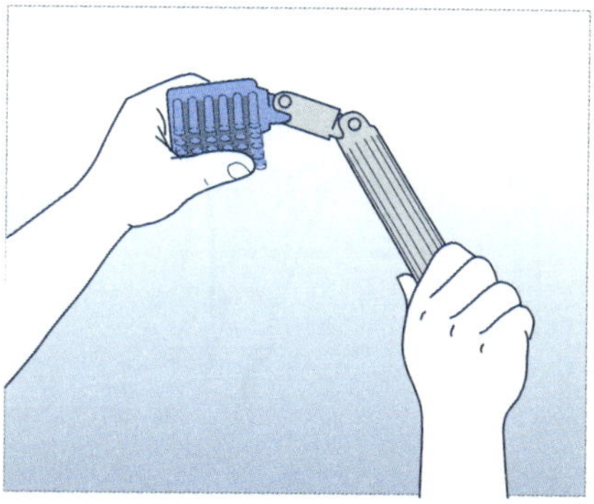

- Für die Körperpflege gibt es z. B. Nagelfeilen mit verdicktem Griff, verstellbare Rückenbürsten und Handbürsten mit Saugnäpfen.
- Als Schreibhilfen bieten sich Utensilien mit verdicktem Griff an.

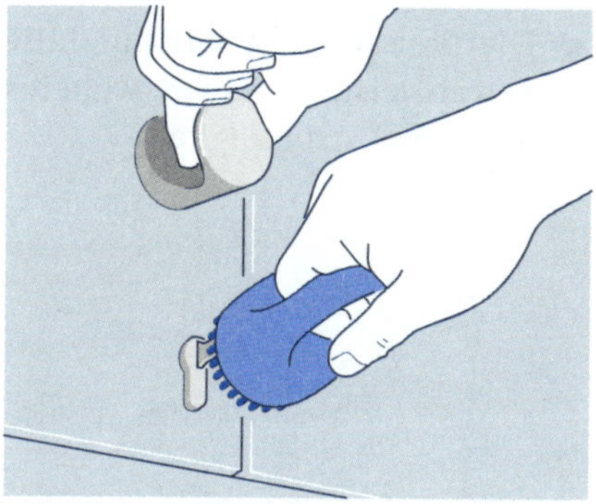

- Eine Aufsperrhilfe macht Ihnen das problemlose Benutzen eines Schlüssels wieder möglich.

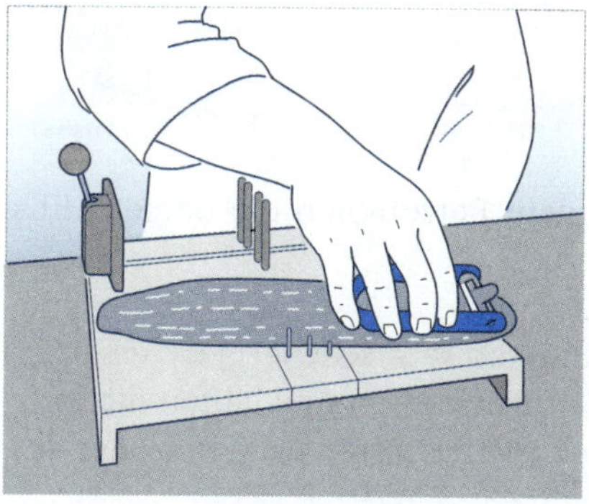

- Mit Hilfe des rutschfesten Multibretts können Sie mit einer Hand Gemüse schälen oder eine Dose öffnen.

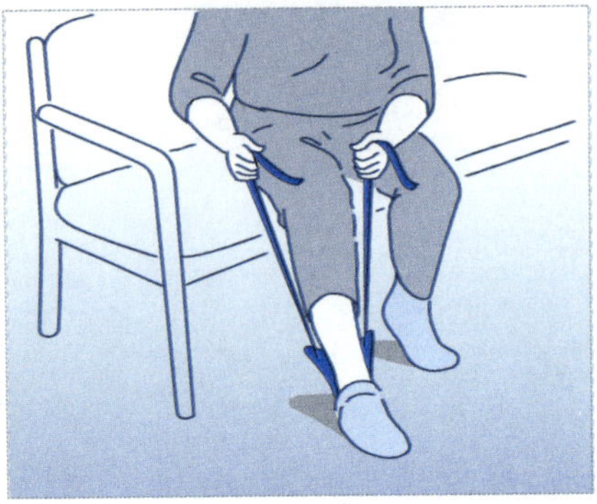

- Ein Strumpfanzieher erspart mühsames Bücken und macht die Tätigkeit im Sitzen durchführbar.

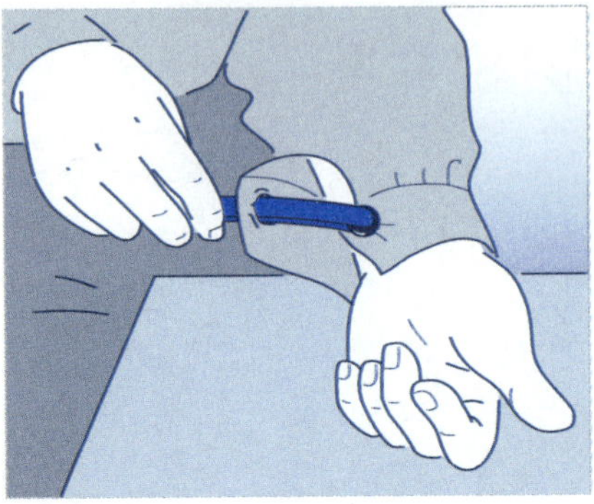

- Mit einer Knöpfhilfe können Betroffene selbstständig Kleidungsstücke auf- und zuknöpfen.
- Die Reissverschlussbenutzhilfe gewährleistet ein weiteres Stück Selbstständigkeit.

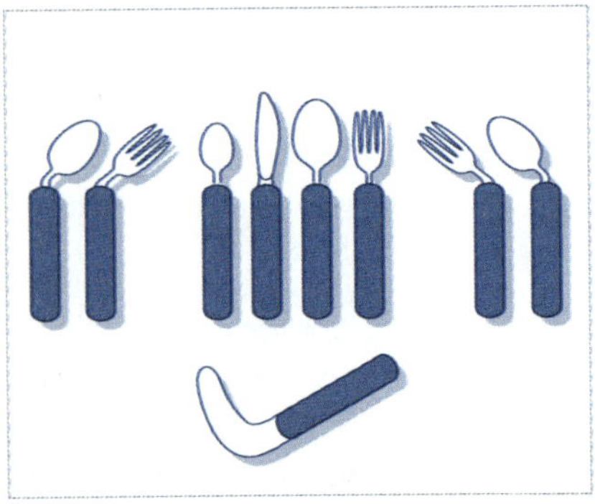

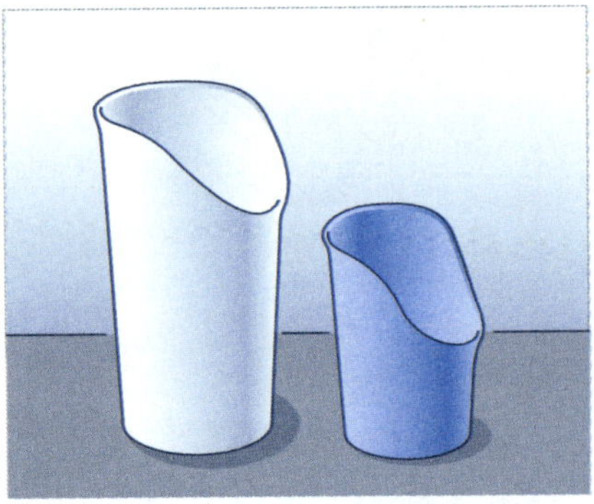

- Unterstützung beim Essen bieten dem Betroffenen die obigen Hilfsmittel.

Wenn die Essenssituation für Sie als Kranken sehr schwierig ist, essen Sie lieber getrennt. So können Sie ohne Zeitdruck essen und laufen nicht Gefahr, bei unvermeidbarem Kleckern oder Verschütten ermahnt oder ausgeschimpft zu werden.

Begrenztes Risiko tragen

An die Partner und anderen Begleitpersonen eines Parkinsonkranken müssen wir an dieser Stelle einen Appell richten: Sie machen sich häufig große Sorgen um die Sturz- und sonstige Unfallgefahr bei Unternehmungen des Betroffenen außer Haus (und ein Schenkelhalsbruch ist auch ein herber Rückschlag) – trotzdem muss gesagt werden: Wer nur noch im Stuhl sitzt bzw. im Bett liegt, wird zwar weniger selten stürzen, aber das psychische Wohlbefinden braucht Aktivitäten des Betroffenen, er muss Außenkontakte pflegen und Erfolgserlebnisse haben können. Außerdem muss er das Gefühl haben, seine Selbstständigkeit – zumindest bis zu einem gewissen Grad – bewahren zu können und nicht von anderen abhängig zu sein.

Daher gilt: Gezielte, vorbereitete, geübte körperliche Aktivitäten reduzieren das Risiko – und die Begleiter helfen durch Ruhe, Zuversicht, Mut machen und Loben bei der Bewältigung aller anstehenden Tätigkeiten am besten!

Sozialrecht: Inanspruchnahme von Pflegeversicherungsleistungen

Pflegebedürftige im Sinne des Pflegeversicherungsgesetzes sind Personen, die wegen Krankheit oder Behinderung für die gewöhnlichen und regelmäßig wiederkehrenden Verrichtungen im Ablauf des täglichen Lebens in erheblichem Maße der Hilfe bedürfen. Das gilt z. B. für die:

- Körperpflege
- Fortbewegung
- Ernährung
- hauswirtschaftliche Versorgung.

Ein schriftlicher Antrag auf Leistungen der sozialen Pflegeversicherung muss bei der zuständigen Pflegekasse – zumeist ist das die Krankenkasse des Versicherten – eingereicht werden. Sie entscheidet über die Pflegebedürftigkeit und die Pflegestufe auf der Grundlage eines Gutachtens des medizinischen Dienstes der Krankenversicherung.

Es gibt 3 Pflegestufen, bei denen jeweils zwischen

- Geldleistung (bei einer selbst beschafften Pflegehilfe),
- Sachleistung (bei Grundpflege und häuslicher Versorgung durch ambulante Pflegedienste) oder einer
- Kombinationsleistung gewählt werden kann.

Pflegestufe I (erheblich Pflegebedürftige)

Personen, die bei der Körperpflege, der Ernährung oder der Mobilität für wenigstens zwei Verrichtungen aus einem oder mehreren Bereichen mindestens einmal täglich der Hilfe bedürfen und zusätzlich mehrfach in der Woche Hilfen bei der hauswirtschaftlichen Versorgung benötigen (durchschnittlicher Pflegeaufwand im Tagesdurchschnitt eineinhalb Stunden, wobei der Bedarf im hauswirtschaftlichen Bereich nicht überwiegen darf).

Pflegestufe II (Schwerpflegebedürftige)

Personen, die bei der Körperpflege, der Ernährung oder der Mobilität mindestens dreimal täglich zu verschiedenen Tageszeiten der Hilfe bedürfen und zusätzlich mehrfach in der Woche Hilfen bei der hauswirtschaftlichen Versorgung benötigen (durchschnittlicher Pflegesatz im Tagesdurchschnitt drei Stunden).

Pflegestufe III (Schwerstpflegebedürftige)

Personen, die bei der Körperpflege, der Ernährung oder der Mobilität täglich rund um die Uhr, auch nachts, der Hilfe bedürfen und zusätzlich mehrfach in der Woche Hilfen bei der hauswirtschaftlichen Versorgung benötigen (durchschnittlicher Pflegeaufwand im Tagesdurchschnitt fünf Stunden, die Pflegeperson muss jederzeit unmittelbar erreichbar sein).

Freiraum für Angehörige

Wenn Sie Ihr Leben und Ihren Tagesablauf in der Rentner- und Pflegesituation mit früher vergleichen, werden Sie feststellen: So viele Stunden am Tag waren Sie mit Ihrem Partner noch nie zusammen! Manchmal, wenn auch die Nächte durch viele Unterbrechungen mit Schwierigkeiten beim Umdrehen im Bett oder beim Toilettengang nur kurze Schlafphasen zulassen, sind Sie also 24 Stunden am Tag zusammen. Das hat es in Ihrer Beziehung vorher nie gegeben und darin liegt auch oft das Problem! Es ist für Sie beide schwierig bis unmöglich, ununterbrochen nett, lieb, geduldig und ruhig miteinander umzugehen. Daher sollten Sie sich stundenweise ganz bewusst trennen!

Der gesunde Partner sollte regelmäßig Termine für sich alleine haben. Für einen Spaziergang (im eigenen Tempo), für sportliche Aktivitäten, für einen Arztbesuch, für den Friseur oder die Kosmetikerin, zum Kaffee trinken mit der Freundin oder für den Volkshochschulkurs.

Aber auch der Parkinsonkranke braucht seine Zeit für sich alleine. Sie bietet ihm:

- Leben ohne Kontrolle und Ermahnung
- Die Möglichkeit, einmal ohne sich zusammenreißen zu müssen depressiv sein zu dürfen.
- Einfach gar nichts zu tun; ungestört den eigenen Gedanken nachzuhängen.
- Musik zu hören oder Sportereignisse im Fernsehen zu verfolgen.

Alleinsein ist für Sie als Kranken gut möglich in einer »sicheren« Umgebung, wenn Sie sich sagen können: »Ich sitze oder liege gemütlich, habe Tabletten, Getränke, Telefon, Fernbedienung für den Fernseher und eventuell einen Notpieper in greifbarer Nähe – was soll mir da schon passieren oder mich stören!«

Fremdhilfe akzeptieren – oder: Alleinleben hat Grenzen

Trotz guter Medikation, viel menschlicher Unterstützung und Ausschöpfung aller Möglichkeiten durch Training und Hilfsmittel kann je nach Verlauf und Schweregrad der Erkrankung eine zeitintensive Betreuung durch ambulante Dienste oder andere Pflegekräfte notwendig werden. Denken Sie daran: Wenn Sie Ihren Organismus (z. B. durch unregelmäßiges Essen, zu wenig Trinken, nicht ausreichende Bewegung) vernachlässigen, kann er seine Aufgaben nicht mehr leisten – die Tabletten wirken immer weniger, Ihr körperlicher und geistiger Zustand wird immer schlechter.

Wenn Sie sehr viel allein sind und dabei fortlaufend Ängste haben, die sich nach und nach deutlich steigern, sollten Sie sich einmal ehrlich fragen:

- Welchen Vorteil hat das Leben in der eigenen Wohnung/im eigenen Haus noch?
- Was wirkt hier positiv auf mich ?
- Wie viel Freude bereitet mir das Hierleben?

Oft sind es reine Vorurteile, die hilfsbedürftige Menschen vor dem betreuten Wohnen zurückschrecken lassen. Sprechen Sie mit anderen Menschen über die Möglichkeit, informieren Sie sich, besichtigen Sie am besten auch ein paar Seniorenresidenzen oder -wohnheime. Lassen Sie sich auch über die Finanzierung ausführlich beraten – das ist ein Punkt, über den Sie auch mit Ihren Kindern reden müssen.

Logopädische Übungen und Hinweise

Mit Fortschreiten der Parkinsonerkrankung kann es auch zu einer Verschlechterung der Mundfunktionen sowie der Stimme und des Sprechens kommen. Es können außerdem Wortfindungsschwierigkeiten auftreten und Gedächtnis- oder Konzentrationsprobleme. Beim Sprechen ist dann möglicherweise plötzlich der Faden weg und Sie wissen nicht mehr, was Sie eigentlich sagen wollten oder das Wort, der Name liegt Ihnen auf der Zunge, fällt Ihnen aber partout nicht mehr ein. Im Folgenden soll auf diese Schwierigkeiten im Einzelnen eingegangen werden.

Probleme beim Sprechen und Schlucken

Zu jedem Bereich werden wir Ihnen einige Übungen oder Kompensationstechniken vorstellen. Vielleicht ist es auch hilfreich, wenn ein Angehöriger die Übungen gemeinsam mit Ihnen durchführt oder Sie nach einer Kassette üben (Bezugsquellen hierzu siehe Anhang Seite 180).

Gesicht und Mund können im Krankheitsverlauf zunehmend unbeweglich werden. Unter Umständen machen Ihnen auch Überbewegungen zu schaffen und beeinträchtigen den normalen Bewegungsablauf. Eine ausreichende Beweglichkeit von Kiefer, Lippen und Zunge spielt eine wichtige Rolle für die Aussprache, deren Deutlichkeit durch die Parkinsonerkrankung häufig nachlässt. Sie ist außerdem von Bedeutung für die Abläufe beim Kauen und Schlucken. Hierbei können folgende Veränderungen auftreten:

- Durch Abnahme der Mahlbewegung beim Kauen lagern sich vermehrt Nahrungsreste beim Essen zwischen den Backenzähnen und der Wange ab.
- Die Kaubewegung wird langsamer, das Essen dauert dadurch länger.
- Das Schlucken fällt manchmal schwer.
- Beim Schlucken rutscht nicht alles auf einmal herunter, es muss nachgeschluckt werden.
- Verschlucken tritt häufig auf.

- Nahrung bleibt an den Lippen hängen oder Flüssigkeit tritt an den Mundwinkeln aus.
- Es kommt zu vermehrtem Speichelfluss.

Beim Auftreten solcher Veränderungen ist es wichtig, die beteiligten Muskelgruppen in ihrer Beweglichkeit zu trainieren.

Übungen für den Kiefer, Lippen und Zunge

Die folgenden Übungen trainieren gezielt die Muskelgruppen, die für die Beweglichkeit von Kiefer, Lippen und Zunge zuständig sind. Führen Sie diese Übungen regelmäßig aus, können Sie viel zur Besserung von Aussprache, Kauen und Schlucken beitragen.

Bevor Sie mit den Übungen beginnen, sollten Sie sich auf diese, wie auch in den anderen Teilen des Buches beschrieben, mit einer kleinen Entspannung vorbereiten. Entspannungsübungen finden Sie ab Seite 103.

- Öffnen Sie den Mund weit, halten Sie ihn eine Weile geöffnet und schließen Sie ihn wieder. Die gleiche Übung können Sie mit gesteigertem Tempo durchführen.

Achten Sie bei allen Übungen darauf, dass Sie die Bewegung groß und weit ausführen.

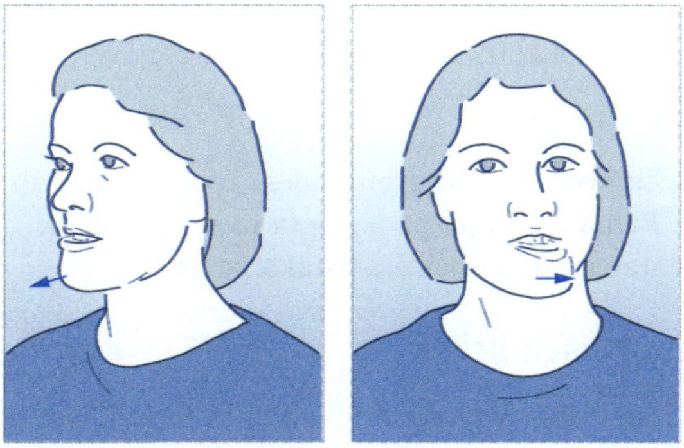

- Sprechen Sie mehrmals hintereinander ein weites »hap« so, als ob Sie in ein Riesenbrötchen beißen wollten.
- Schieben Sie bei geöffnetem Mund den Unterkiefer nach vorne wie eine Schublade.
- Verschieben Sie den Unterkiefer zur Seite, erst nach links und dann nach rechts.
  Führen Sie die Bewegung nun schneller, aber immer noch genau durch.

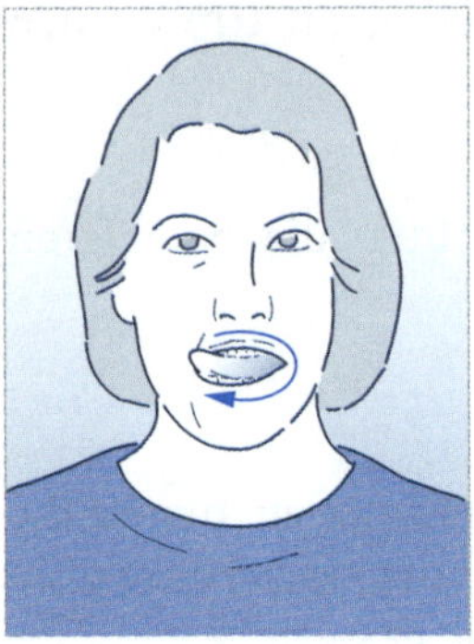

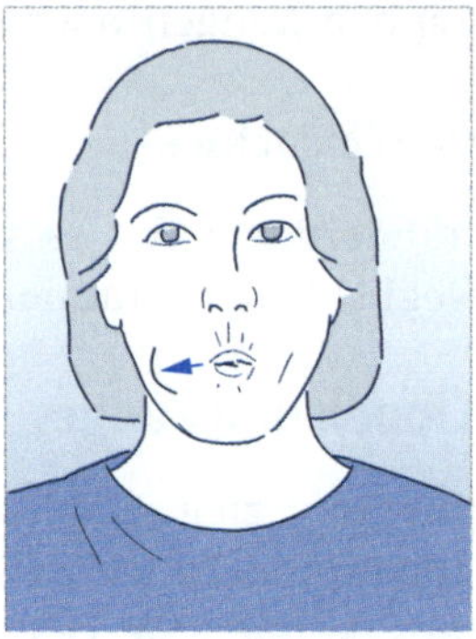

- Führen Sie mahlende Bewegungen aus, wie beim Kauen. Machen Sie dies deutlich sichtbar, aber mit geschlossenen Lippen. Kauen Sie nun übertrieben, mit geöffnetem Mund, die Zunge bewegt sich dabei deutlich mit.
- Fahren Sie mit der Zunge die Lippen im Kreis herum entlang. Dann wechseln Sie die Richtung (siehe Abbildung oben links).
- Beulen Sie mit der Zunge die Wangen aus. Erforschen Sie mit der Zunge den Mundinnenraum. Versuchen Sie auch bis zum letzten Zahn in der unteren und in der oberen Reihe zu kommen. Fühlen Sie in den Wangentaschen, das sind die Bereiche zwischen Kiefer und Wange, ob sich dort Nahrungsreste angesammelt haben (Abbildung oben rechts).
- Übungen für die Lippenbeweglichkeit haben wir Ihnen bereits an anderer Stelle dieses Buches vorgestellt. Führen Sie diese regelmäßig auch weiterhin durch.

Übung zur deutlicheren Artikulation

- Sprechen Sie überdeutlich die einzelnen Laute: a - e - i - o - u
- Sprechen Sie abwechselnd: Pa – ba, Ta – da
- Sprechen Sie so schnell Sie können hintereinander, aber so, dass es immer noch deutlich ist: Pa pa pa pa pa pa ..., Ta ta ta ta ta ta ta ... Ka ka ka ka ka ka ka ..., Pataka pataka pataka pataka pataka...

Hilfestellung bei häufigem Verschlucken

Um die Häufigkeit des Verschluckens zu reduzieren ist es hilfreich, wenn Sie einige Punkte beachten:

- Trinken Sie immer in kleinen Schlucken und schlucken Sie eventuell mehrmals nach.
- Die Kopfhaltung sollte – auch beim Trinken – nicht nach hinten überstreckt sein, da sonst vor allem Flüssigkeit zu schnell in den Rachen

laufen kann und es auf Grund des zu spät ausgelösten Schluckreflexes zum Verschlucken kommen kann.

- Um dies zu ermöglichen, sollten die Trinkgefäße einen ausreichend großen Durchmesser haben und nicht zu hoch sein. Um auch den letzten Schluck aus einem Glas trinken zu können, ohne den Kopf nach hinten neigen zu müssen, kann entweder ein Strohhalm benutzt werden oder ein spezieller Becher mit Nasenausschnitt (siehe Abbildung, Seite 154), der im Medizinfachhandel erhältlich ist.

Bei schweren Schluckstörungen ist es ratsam, eine entsprechend geschulte Fachkraft (in der Regel einen Arzt oder einen Logopäden) zur genaueren Untersuchung und Therapie aufzusuchen.

Häufiges Verschlucken kann zum Auftreten von Lungenentzündung führen und sollte daher unbedingt behandelt werden.

Falls Schluckhemmungen auftreten, kann ausprobiert werden, welchen Einfluss Temperatur (heiß/kalt), Geschmack oder Konsistenz der Nahrung (zum Beispiel pürierte Kost) auf die Fähigkeit zum Schlucken haben. Es ist manchmal zum Beispiel leichter, kalten, säuerlichen Apfelsaft zu trinken als lauwarmen Tee. Auch richtig warmes Essen kann oft besser geschluckt werden als abgekühltes. Hier empfiehlt sich der Einsatz von Warmhaltetellern, die ebenfalls im Medizinfachhandel zu beziehen sind.

In einem speziellen Kochbuch für Patienten, die von Schluckstörungen betroffen sind, können Sie viele Anregungen und leckere Rezepte finden (Bezugsquelle siehe Anhang Seite 180).

Falls das Schlucken von Flüssigkeiten Probleme bereitet, können Getränke auch angedickt werden. Die entsprechenden Mittel hierzu sind in Apotheken erhältlich. Fällt es Ihnen eher schwer, feste Kost zu zerkleinern und zu schlucken, besteht die Möglichkeit, Speisen zu pürieren.

Sehr störend von den Betroffenen wird häufig das Auftreten von starkem Speichelfluss empfunden, dessen Ursache in der Abnahme des unwillkürlichen Schluckens liegt. Dadurch sammelt sich vermehrt Speichel im Mund an, der dann vor allem bei vorgeneigter Kopfhaltung und fehlendem Mundschluss herauslaufen kann.

Wichtig ist auch hier in erster Linie die Aktivierung:

- Kauen Sie öfter zwischendurch etwas. Die Mundmotorik wird auf diese Weise aktiviert, das Schlucken angeregt.

- Lutschen Sie ab und zu saure oder salzige Pastillen. Der dadurch verstärkte Speichelfluss fordert ebenfalls zu vermehrtem Schlucken heraus.
- Achten Sie zwischendurch immer wieder auf Ihre Körper- und Kopfhaltung und richten Sie sich so gut es geht auf (siehe auch Seite 106).
- Trainieren Sie den Mundschluss, wie bei den Lippenübungen beschrieben (siehe ab Seite 157). Folgende Übungen können hierbei ebenfalls helfen:

- Tauziehen: Suchen Sie sich zwei etwa 1 DM-Stück große Knöpfe. Diese Knöpfe sollten keine scharfen Kanten haben, sondern zumindest auf einer Seite möglichst abgerundet sein. Dann brauchen Sie noch ein Baumwollband (ca. 20 cm lang), das Sie durch die Knöpfe ziehen. Sie können die Übung alleine oder auch zu zweit durchführen.

- Mit zwei Personen: Jeder nimmt einen Knopf zwischen Zähne und Lippen und hält mit den Lippen den Knopf im Mund. Dann kann es losgehen: Beide Partner ziehen und es kommt darauf an, wer den Knopf am längsten halten kann.

- Spatel halten: Halten Sie einen Spatel mit den Lippen über einen bestimmten Zeitraum fest.

Vielen Parkinsonbetroffenen fällt es schwer, mehrere Dinge gleichzeitig zu beachten. So wird zum Beispiel beschrieben, dass sich der Speichelfluss beim Lesen, Schreiben oder Klavier spielen verstärkt, da dabei die Aufmerksamkeit auf diesen Tätigkeiten und nicht auf dem Schlucken liegt, der Kopf vorgeneigt ist und es nicht gelingt, gleichzeitig den Speichel zu kontrollieren. Hier kann das Festhalten eines Knopfes oder Spatels mit den Lippen eine wirksame »Erinnerung« für den Mundschluss darstellen.

Verschlechterung der Stimme

Ihre Stimme kann im Krankheitsverlauf sehr leise und heiser, schließlich sogar tonlos werden. Hierbei ist es allerdings möglich, über bewusstes Einsetzen von Lautstärke für rufendes Sprechen und bei kurzen Äußerungen in der Regel gute Verbesserungen zu erzielen.

- Rufen Sie laut, als wenn Sie jemanden ansprechen wollten, der weit entfernt ist: Hey! - Ja! - Nein! - Danke! - Wie spät! - Komm doch!

Sollte die so erzielte Lautstärke nicht zur Verständigung ausreichen, ist es möglich, einen Sprachverstärker auf Probe zu bestellen (Bezugsquelle siehe Anhang Seite 180). Ist mit einem solchen Gerät ein guter Effekt zu erzielen, werden die Kosten bei Vorliegen einer ärztlichen Verordnung, von der Krankenkasse übernommen.

Hilfreiche Maßnahmen bei schwer verständlichem Sprechen

Bei stark abnehmender Deutlichkeit (häufig einhergehend mit beschleunigtem Sprechtempo) kann als Verständigungshilfe ein so genanntes »Sprechbrett« eingesetzt werden.

Benutzen Sie das Sprechbrett, um Ihrem Sprechen ein rhythmisiertes Tempo zu geben. Nehmen Sie das Sprechbrett in eine Hand und mit der anderen Hand tippen Sie jeweils einen Balken an.

Das Brett können Sie auf zwei Arten einsetzen:

- Silbenweise (pro Silbe ein Balken): Re-gen-bo-gen / Ich-ge-he-spa-zie-ren / Heu-te-ist-ein-schö-ner-Tag
- Wortweise (pro Wort ein Balken) Das-ist-ein-schöner-Baum / Morgen-gehe-ich-spazieren

Ebenso kann man aber anstelle eines solchen Brettes auch die Fingerknöchel oder die eigenen Finger einsetzen, um einen verbesserten Sprechrhythmus zu erreichen.

Ist die verbale Verständigung gar nicht mehr möglich, kann der Einsatz elektronischer Sprechhilfen ausprobiert werden, bei denen der Text eingetippt werden kann und dann mittels Computerstimme oder sichtbar auf einem Bildschirm wiedergegeben wird (Bezugsquellen s. Seite 180). Auch die Kosten für diese Geräte werden bei Vorliegen einer ärztlichen Verordnung von den Kassen übernommen.

Wortfindungsschwierigkeiten überwinden

Bei Wortfindungsproblemen können folgende Übungen helfen, den Wortfluss wieder anzuregen und das Finden treffender Ausdrücke zu erleichtern:

- Wörter assoziieren:
  - Wählen Sie ein Wort und finden Sie zehn Begriffe, die Ihnen spontan dazu einfallen:
  - Baum: grün, Wald, Blätter Wurzeln, Spaziergang, Erde, gute Luft, Eichhörnchen, Reh, Kastanien.

- Zusammengesetzte Wörter suchen;
  - Versuchen Sie aus einem Stammwort ein zusammengesetztes Wort zu bilden: Garten – Gartenzwerg / Haus – Haustür / Einkauf – Einkaufsliste / Regen – Regenschirm
- Daraus können auch Wortketten entstehen:
  - Wolken – Wolkenschloss / Schloss-turm / Turm-fenster / Fenster-bild / Bild-zeitung / Zeitungs-laden / Laden-inhaber ...

- Reimwörter finden:
  - Hase – Nase / Kette – Wette / Bild – Wild / Haus – Maus

- Eigenschaftswörter suchen:
  - Wie kann ein Hund sein? (treu, bissig, verspielt, gefährlich, jung ...)
  - Wie kann ein Berg sein? (steil, verschneit, klein, hügelig ...)
  - Wie kann ein Auto sein? (schnell, leistungsfähig, kaputt, alt, neu, gepflegt ...)

- Tätigkeitswörter suchen:
  - Was kann ein Hase machen?
    (hoppeln, schlafen, fressen, mümmeln ...)
  - Was kann eine Pflanze machen? (duften, wachsen, stechen ...)
  - Was kann ein Flugzeug machen? (fliegen, starten, landen ...)

- Gegenteilpaare finden:
  - Schwarz – weiß / hoch – tief / schmal – breit
  - Ruhe – Lärm / Wärme – Kälte / Licht – Dunkelheit

- Kategorien bilden, das heißt Oberbegriffe und Unterbegriffe finden:

- Oberbegriffe finden:
  - Welcher gemeinsame Begriff passt zu den folgenden Wörtern?
  - Tisch, Stuhl, Sofa: Möbel
  - Hafer, Weizen, Roggen: Getreide
  - Füller, Bleistift, Kugelschreiber: Schreibutensilien

- Unterbegriffe suchen:
  - Finden Sie so viele Wörter wie möglich, die alle in eine Kategorie passen: Tiere: Bär, Katze, Maus, Hund, Schwein, Elefant, Giraffe, Ratte ...

- Blumen: Rose, Nelke, Veilchen, Butterblume, Gladiole, Tulpe, Glockenblume, Maiglöckchen, Pusteblume, Geranie ...

Das Spiel Stadt–Land–Fluss ist sehr gut dazu geeignet, zusammen mit Ihren Angehörigen diese Wortfindungsübungen durchzuführen.

Übungen für die Konzentrationsfähigkeit

Um den roten Faden beim Sprechen besser halten zu können, helfen Ihnen folgende Übungen für das Gedächtnis und die Konzentration:

- Das Spiel »Koffer packen«:
  - Überlegen Sie sich einen Gegenstand, den Sie zum Verreisen mitnehmen könnten. Wenn Sie zu Mehreren spielen, denkt sich der nächste Mitspieler eine weitere Sache aus, die man mitnehmen könnte und zählt alle Gegenstände auf, die bisher genannt wurden. Alleine lassen Sie ebenfalls die Reihe immer länger werden und nehmen jedes Mal ein weiteres Objekt dazu: Hose / Hose, Pullover / Hose, Pullover, Zahnbürste / Hose, Pullover, Zahnbürste, Geld / Hose, Pullover, Zahnbürste, Geld, Buch...
- Sätze länger werden lassen
  - Diese Übung können Sie ebenfalls alleine oder zu Mehreren durchführen. Beginnen Sie mit einem Wort und nehmen Sie immer ein neues Wort dazu, indem Sie zuerst den bisher genannten Satzteil sprechen.
  - Die / Die Sonne / Die Sonne scheint / Die Sonne scheint heute / Die Sonne scheint heute schon ...

Training von Erinnerung und Gedächtnisleistungen

Das Problem bei alt werdenden und/oder chronisch kranken Menschen ist generell, dass sie immer rückblickend vergleichen mit der Frage: Was habe ich alles verloren? Diese Menschen haben oft eine negative Lebenseinstellung nach dem Motto: Das Glas ist halb leer.

Wenn die Bemühungen aller Begleitpersonen (inklusive des Psychotherapeuten) um eine Umwandlung in die andere Richtung erfolgreich sind, ist Lebensqualität garantiert, nach dem Motto: Das Glas Wasser ist noch halb voll! Die Fragestellungen lauten dann:

- Was kann ich ?
- Was habe ich probiert ?
- Wo sind meine Reserven ?

So treffen wir Parkinsonbetroffene, die erst als Kranke bemerken, dass sie künstlerische Leistungen vollbringen können wie dichten, schreiben, malen oder gestalten. Welche Freude ist es immer wieder, die echte und offene Freude von Parkinsonbetroffenen mitzuerleben über gelungene Seidenmalerei, Aquarelle, Speckstein- oder Ton-Werke. Auch weniger spektakuläre Kunstwerke finden ihre Bewunderer: z. B. Rezeptsammlungen und selbst gemachte Geschenke in Form von Marmeladen, Eingelegtem oder Gebackenem. Und wir kennen auch Blumenzüchter mit eigenem Mini-Gewächshaus, Bilderrahmenhersteller (aus ganz erstaunlichen Materialien wie alten Latten, Leisten, Stoffen), Modemacher (aus Second-Hand-Artikeln) und überzeugend kreative Fotografen, bei denen manchmal aus der Bewegungsnot geborene Verfremdungen entstehen, die sehr sehenswert sind.

Andere Themen eignen sich mehr für das Zusammensein mit anderen, wie beispielsweise das Spiel: Weißt Du noch ?
- Mit dem Partner: Unser 1. Auto, die 1. Wohnung, der 1. gemeinsame Urlaub?
- Wie wurde in unserer Kindheit gereist, gewaschen, gekocht?

In der Gruppe:
- Was geschieht in der Natur im Frühling?
- Wie wurde früher eine Hochzeit gefeiert, ein runder Geburtstag?
- Wie ging das noch: Holzfeuer anzünden, Heu machen, Erntewagen beladen, Sirup herstellen, Schnaps brennen?

Gegen die Angst hinter der Feststellung: »Ich werde immer vergesslicher, mir fallen oft Namen oder Worte nicht mehr ein!« können Sie gemeinsam mit anderen aktiv sein

- Lösen Sie Kreuzworträtsel, Silbenrätsel, lösen Sie Gehirnjogging-Aufgaben.
- Es geht aber auch mit Spielen: Memory, Wortfix, Schach, Kartenspiele – alles trainiert die Denkfähigkeit.
- Wer Nachrichten im Fernsehen hört, bespricht diese anschließend mit dem Partner:

- Was waren die wichtigsten Informationen?
- Welche Daten wurden genannt?
- Welche Personen?
- Was kündigte der Wetterbericht für morgen an?

Zitieren Sie Gedichte und singen Sie Lieder. Machen Sie alles, was Spaß macht und mit zusammen mit Ihrem Partner positive Erinnerungen weckt – nebenbei trainieren Sie spielerisch und beinahe unbemerkt Ihr Denkvermögen und Ihre Erinnerungsgabe.

Versichern Sie sich ruhig einmal Ihrer Denkfähigkeit. Wenn Sie sich ruhig und geduldig konzentrieren und nicht gleich depressiv denken: »Das kann ich doch sowieso nicht! Das bringe ich nicht mehr zustande!« geht vieles, beispielsweise

- Kopfrechnen. Zählen Sie immer wieder 7 von 100 ab, also 93, 86, 79, ... Lösen Sie Kettenaufgaben wie 5 mal 7 = (35) minus 8 = (27) plus 33 = (60) dividiert durch 6 = (10) plus 99 = (109) ...
- »Möbeln« Sie Ihr Allgemeinwissen auf:
  - Vögel legen Eier, welche Tiere noch?
  - Auf welchem Kontinent liegt Tansania?
  - Wie weit ist es von der Erde bis zum Mond?
- Machen Sie eine Liste mit 10 Wörtern (z. B. alles was man essen kann) und prägen Sie sich die Liste ein.
  - Wieviele Wörter konnten Sie unmittelbar wiederholen?
  - Wieviele nach 15 Minuten?

Die Bewegungstherapie bleibt wichtig

Kommen im Verlauf der Erkrankung die Symptome immer deutlicher zur Ausprägung, kann dies je nach individuellem Verlauf auch zu stärkeren Bewegungseinschränkungen führen. Ein tägliches kleines Bewegungsprogramm soll Ihnen helfen, die vorhandene Beweglichkeit zu erhalten und Ihre Vitalfunktionen – also Kreislauf und Atmung – anzuregen.

Gehhilfen erhalten die Mobilität

Sollte Ihnen das Gehen ohne fremde Hilfe nicht mehr möglich sein, scheuen Sie nicht davor zurück von einem Hilfsmittel Gebrauch zu machen, um so Ihre Selbstständigkeit weiterhin erhalten zu können. Für diesen Zweck hat sich ein so genannter Rollator sehr gut bewährt.

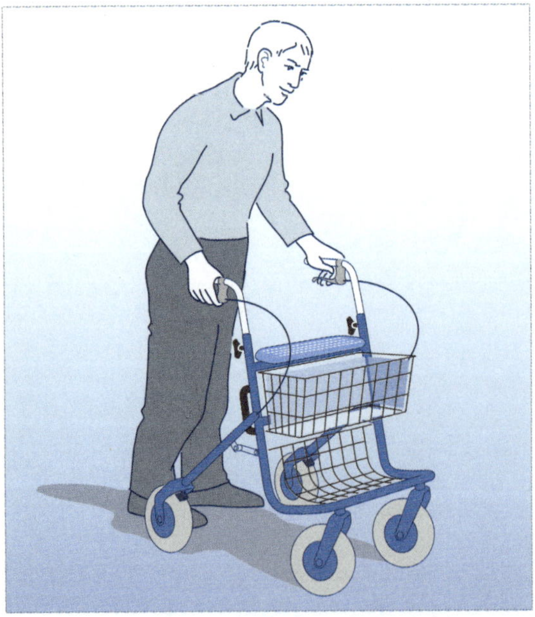

Zu empfehlen ist ein Modell mit Korb, in dem Sie einige Utensilien wie Geldbeutel, Hausschlüssel oder auch kleinere Einkäufe unterbringen können. Eine kleine Sitzfläche bietet zusätzlich die Möglichkeit für kleine Ruhepausen. Achten Sie auf gute Bremsen, die sich auch feststellen lassen. Soll der Rollator hauptsächlich draußen benutzt werden, ist eine Luftbereifung günstiger als Vollgummi.

Möglicherweise reicht die Unterstützung, die

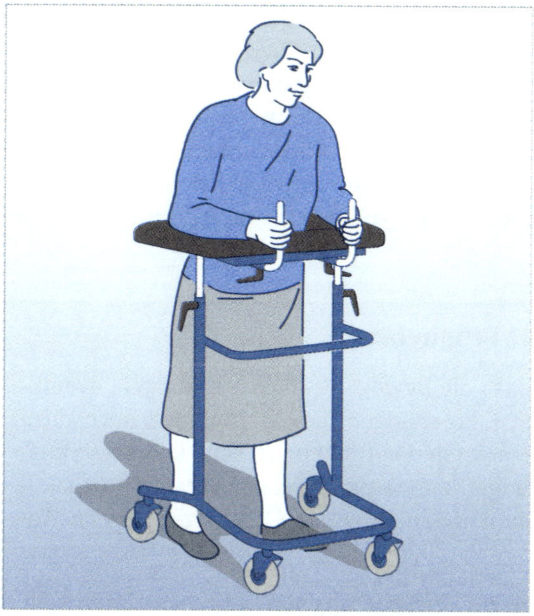

Ihnen ein Rollator bietet, in Ihrem speziellen Fall nicht mehr aus. Dann ist zu einem Gehwagen zu raten, bei dem man sich mit den Unterarmen abstützen kann. Auch hierbei sollten Sie auf starke und gut funktionierende Bremsen achten.

Als weitere Alternative für Menschen mit eingeschränkter Bewegungsfähigkeit wurde der Easy-Walker entwickelt. Er bietet zusätzlich unter dem Gesäß noch eine Unterstützung.

All diese Gehhilfen können Sie sich von Ihrem Arzt verordnen lassen. Die Verordnung reichen Sie dann bei Ihrer Krankenkasse ein.

In Bewegung bleiben

Durch eine gezielte Bewegungstherapie sollen Ihre Bewegungs- und Körperfunktionen weiterhin unterstützt werden. Darum ist es in jedem Fall ratsam, kontinuierlich – das heißt mindestens einmal wöchentlich – mit einem Krankengymnasten zu üben. Sollte der Weg zur Praxis für Sie zu umständlich oder beschwerlich sein, so erkundigen Sie sich, welche Therapeuten auch Hausbesuche machen.

Empfehlenswert wäre es auch, wenn Ihr Partner bzw. ein Familienangehöriger oder eine andere Person, die Sie betreut, von einem Therapeuten angelernt würde, sozusagen zum Co-Therapeuten

So wäre gewährleistet, dass Sie ebenso an den übrigen Tagen regelmäßige Unterstützung beim Üben erfahren. Auch für Maßnahmen, die Sie nicht allein durchführen können, wie z. B. das passive Durchbewegen der Gelenke, ist eine Anleitung wünschenswert. Denn gerade wenn Sie zeitweise unter starker Muskelspannung oder akinetischen Phasen leiden, kann das passive Bewegen aller Gelenke eine gewisse Erleichterung bringen. Darüber hinaus beugt es einer (weiteren) Einschränkung der Gelenkbeweglichkeit vor.

Bettlägerigkeit erfordert Prophylaxe

Es kann auch vorkommen, dass die Bewegungseinschränkungen, eventuell gepaart mit zusätzlichen Erkrankungen, den Betroffenen auch dazu zwingen, für längere Zeit überwiegend bettlägerig zu sein. In dieser Situation übernimmt die Bewegungstherapie die Aufgabe, durch prophylaktische Maßnahmen die Vitalfunktionen zu stützen. Dazu gehören im Wesentlichen:

- Die Pneumonieprophylaxe, zur Verhinderung von Lungenentzündungen
- Die Kontrakturprophylaxe, zur Vorbeugung einer stärkeren Einschränkung der Gelenkbeweglichkeit
- Die Dekubitusprophylaxe, zur Verhinderung des Wundliegens
- Die Thromboseprophylaxe

Da diese Maßnahmen täglich, manche sogar mehrmals am Tage durchgeführt werden sollten, ist es auch aus diesem Grund empfehlenswert, dass ein Angehöriger oder ein anderer Betreuender vom Fachpersonal hierzu angelernt wird.

Übungen zur Verbesserung der Beweglichkeit

Im Folgenden möchten wir Ihnen ein paar Übungen aufzeigen, mit denen Sie auch im Sitzen oder Liegen Ihre Beweglichkeit trainieren können. Durch das Bewegen regen Sie gleichzeitig auch Ihre Atmung und Ihren Kreislauf an. Suchen Sie am besten wieder mit Ihrem Bewegungstherapeuten gemeinsam ein paar geeignete Beispiele heraus und üben Sie diese zunächst mit ihm. Sinnvoll ist auch, dabei Ihren Co-Therapeuten mit einzubeziehen, damit er Sie beim selbstständigen Üben unterstützen kann.

Übungen im Liegen

Zunächst stellen wir Ihnen einige Übungen vor, die Sie im Liegen ausführen können. Diese sind so gewählt, dass sie auch im Bett oder auf dem Sofa durchführbar sind.

- Legen Sie sich auf den Rücken und unterstützen Sie den Kopf mit einem Kissen. Winkeln Sie nun abwechselnd die Beine an und strecken Sie sie wieder aus.
- Sie befinden sich wieder in Rückenlage und haben beide Beine angestellt. Strecken Sie nun abwechselnd die Beine in die Luft. Die Knie und Oberschenkel beider Beine sollen dabei auf einer Höhe bleiben.
- Ausgangsposition ist wieder die Rückenlage. Stellen Sie nun ein Bein an und fahren Sie mit dem anderen Bein Fahrrad. Wiederholen Sie die Übung mit dem anderen Bein.
- Sie liegen auf dem Rücken. Falten Sie nun Ihre Hände und strecken Ihre Arme zur Decke hoch. Von da führen Sie die Arme (mit gefalteten Händen) so weit wie möglich nach rechts und links und drehen den Kopf dabei in die gleiche Richtung mit.
- Sie liegen auf dem Rücken, der Kopf liegt bequem auf einem Kissen auf. Dann drehen Sie ihn langsam (und ohne ihn vom Kissen abzuheben) erst zu der einen, dann zu der anderen Seite und wieder zurück zur Mitte.
- Sie befinden sich in Rückenlage, Ihre Beine liegen dabei lang ausgestreckt und leicht gegrätscht. Führen Sie nun die folgende Übungsfolge durch:
  - Winken Sie mit den Füßen, das bedeutet, die Fußspitzen einmal Richtung Nase ziehen und dann wieder ausstrecken.
  - Erst beide Füße gemeinsam in die selbe Richtung, dann gegeneinander.
  - Bewegen Sie die Fußspitzen beider Füße mal zueinander, dann wieder voneinander weg.
  - Kreisen Sie mit den Füßen.

  Ihre Beine und Füße bleiben während dieser Übungen auf der Unterlage liegen.

Übungen im Sitzen

Diese Übungen können Sie sowohl auf einem Stuhl als auch in einem Sessel ausführen.

- Tippen Sie abwechselnd im Rhythmus mit der rechten Hand auf die linke Schulter und mit der linken Hand auf die rechte Schulter.
- Führen Sie abwechselnd mal die rechte, mal die linke Hand in Ihren Nacken, ohne dabei den Kopf zu senken.
- Ihre Füße stehen nebeneinander auf dem Boden und Sie heben abwechselnd
  - die rechte und die linke Fußspitze,
  - die rechte und die linke Ferse,
  - dann heben Sie beide Fußspitzen gemeinsam im Wechsel mit beiden Fersen.
- Strecken Sie die Beine im Wechsel nach vorn in die Luft aus. Der Oberschenkel liegt dabei auf.
- Heben Sie das rechte Bein gebeugt an, setzen es ein wenig nach rechts außen und führen es dann wieder zur Mitte zurück. Wiederholen Sie die Übung mit dem linken Bein in die linke Richtung.
- Nehmen Sie Ihre Hände zusammen und führen Sie eine Bewegung aus, als würden Sie sie waschen. Schütteln Sie anschließend das »Wasser« ab.
- Legen Sie Ihre Hände flach aneinander und reiben Sie die Handflächen aneinander, als wenn Sie sie wärmen wollten.

Atemübungen

Um speziell Ihre Atmung etwas mehr anzuregen, haben wir die folgenden Übungen für Sie ausgesucht. Diese Übungen sind sowohl im Sitzen als auch im Liegen durchführbar.

- Lippenbremse: Blasen Sie bei leicht aufeinander gelegten Lippen die Luft hinaus.
- Atmen Sie schnüffelnd wie ein Hund durch die Nase ein. Variieren Sie die Übung, indem Sie beim Ausatmen zuerst das eine, dann das andere Nasenloch zuhalten.

- Atmen Sie durch den Mund aus und bringen Sie dadurch ein Tuch, das von Ihnen oder Ihrem Co-Therapeuten vor Ihrem Gesicht gehalten wird, so lang als möglich zum Flattern.
- Pusten Sie wie eine Lokomotive auf sch – sch – sch – sch, bis Ihre Lunge leer ist.
- Atmen Sie riechend ein: Stellen Sie sich vor an einer schönen, wohl duftenden Blume zu riechen und saugen Sie ihren Duft ein.
- Summen Sie beim Ausatmen auf hm – hn – l – w oder s.
- Atmen Sie tief und gleichmäßig, ohne sich dabei anzustrengen und nehmen Sie dabei die Bewegung Ihrer auf Brustkorb und Bauch liegenden Hände wahr.

Hirnoperationen – Renaissance der Neurochirurgie

Hirnoperationen bei Parkinsonpatienten haben eine bis in die erste Hälfte des letzten Jahrhunderts zurückreichende Tradition. Seinerzeit waren die Eingriffe jedoch risikoreich und nicht immer effektiv. Als in den 60-iger Jahren wirksame Parkinsonmedikamente entwickelt wurden, rückten die operativen Verfahren daher wieder in den Hintergrund.

Wenn die Medikamentenbehandlung an ihre Grenzen stößt

Mit erheblich verbesserter und verfeinerter Operationstechnik geht die moderne Neurochirurgie heute die Parkinsonsymptome an, wenn Medikamente zur Behandlung der Beschwerden nicht mehr ausreichen. Das ist unter Umständen dann der Fall, wenn der Patient nach längerem Krankheitsverlauf trotz bestmöglicher Medikation durch extremes Zittern, starke Wirkschwankungen (On-Off-Phänomen, siehe Seite 75) und/oder unwillkürliche Bewegungen stark beeinträchtigt ist oder unter anhaltenden Nebenwirkungen der Medikamente leidet.

Der operative Eingriff kann die Parkinsonkrankheit zwar nicht heilen, aber die Medikamentenbehandlung ergänzen und erleichtern.

Der Nutzen: Der Patient kommt nach einer Operation mit weniger Medikamenten aus oder aber verträgt sie wieder besser, so dass die Dosis den Erfordernissen entsprechend angepasst werden kann. Voraussetzung ist, dass der Betroffene sich in guter körperlicher und geistiger Verfassung befindet.

Es dürfen unter anderem keine Hirnabbauerscheinungen, starke Gehirnarterienverkalkung, schwere seelische Störungen oder andere erhebliche Einschränkungen durch Begleiterkrankungen vorliegen. Der Operationserfolg wird von der sorgfältigen Auswahl geeigneter Patienten mitbestimmt. Wichtig ist zum Beispiel die Vorerfahrung, die man als Patient mit L-Dopa hat. Wer im Krankheitsverlauf niemals von L-Dopa profitiert hat, wird auch von der Operation keinen Nutzen haben. Intensive, teils länger dauernde Voruntersuchungen sind erforderlich, bis über die Zweckmäßigkeit der Operation entschieden wird.

Stereotaktische Operationen

Ihren Namen haben diese Eingriffe von der Operationstechnik, bei welcher der Kopf des Patienten in ein genau angepasstes Gestell gelagert wird. Der Patient bleibt während der Operation bei Bewusstsein, da die Schmerzunempfindlichkeit des Hirngewebes keine Narkose erfordert und die aktive Mitarbeit des Patienten bei der exakten Ermittlung der Zielpunkte von größter Wichtigkeit ist. Nachdem ein kleines Bohrloch angelegt ist, werden nach genauen Vorausberechnungen und unter ständiger Kontrolle haarfeine Sonden in das Gehirn eingeführt. Diese sollen bestimmte überaktive Nervenzellansammlungen in der Tiefe des Gehirns ruhig stellen. Es handelt sich um den so genannten Subthalamuskern, seltener werden Anteile des so genannten Thalamus oder des Globus pallidus operiert.

Dass die Ausschaltung bestimmter Hirnbereiche bei Parkinsonpatienten zu einer klinischen Besserung führen kann, beruht wie so oft in der Medizin auf zufälligen Beobachtungen. Bereits James Parkinson hat einen Patienten beschrieben, dessen Parkinsonsymptome sich verringerten, nachdem er einen Schlaganfall erlitten hatte.

Für die Blockade überaktiver Gebiete gibt es zwei Möglichkeiten: Ein bis vor wenigen Jahren geübtes Verfahren bestand in der Elektrokoagulation. Hierbei wurden Nervenzellen durch Hitzeeinwirkung verschmolzen, was mit einer unwiderruflichen Gewebezerstörung einherging. Zunehmend wird heute die tiefe Hirnstimulation durchgeführt, bei der das Nervengewebe kaum beschädigt wird.

Dauerimpulse durch Hirnschrittmacher

Bei dieser Methode werden stereotaktisch feine Elektroden an entsprechenden Zielpunkten im Gehirn verankert, die durch elektrische Dauerreizung in ihrer Überfunktion ruhig gestellt werden. Die Elektroden sind mit einem Impulsgeber verbunden, der ähnlich einem Herzschrittmacher unter der Haut in der Schlüsselbeingegend eingepflanzt wird. Mit Hilfe eines Magneten kann der Patient die Elektroden selbst nach Bedarf aktivieren oder auch ausschalten.

Geeignet sind Hirnschrittmacher für Patienten, die unter unstillbarem Zittern, extremen Wechseln von On-Off-Phasen und starker Überbeweglichkeit leiden. Die Ergebnisse der stereotaktischen Operationen sind beachtlich und halten nach ersten Erfahrungen bei einigen Patienten über mehrere Jahre an.

Die – verglichen mit anderen Eingriffen am Gehirn – geringen Operationsrisiken dürfen dennoch nicht unterschätzt werden:
Bei ein bis drei Prozent der operierten Patienten kann es durch Blutungen zu vorübergehenden oder dauerhaften Funktionseinschränkungen beim Sprechen oder Gehen kommen. Allein schon deshalb sollte an Eingriffe im Gehirn erst gedacht werden, wenn alle anderen Behandlungsmöglichkeiten genutzt worden sind.

Bisher selten – Transplantation von Nervenzellen

Die Nervenzelltransplantation bei der Parkinsonkrankheit beruht auf der Vorstellung, dass die ins Gehirn eingepflanzten Zellen die Eigenproduktion von Dopamin steigern und zusätzlich das in Tabletten zugeführte L-Dopa verarbeiten. Transplantiert werden Nervenzellen von sechs bis zehn Wochen alten Embryonen. Diese Nervenzellen entwickeln sich zu Dopamin herstellendem Nervengewebe. Bisher sind etwa 300 Patienten operiert worden, hauptsächlich in Schweden, Frankreich und den USA. Die Ergebnisse sind viel versprechend und zeigen, dass das eingepflanzte Nervengewebe tatsächlich anwächst und mehrere Jahre überlebt. Die operierten Patienten, deren Krankheitsverlauf genau beobachtet wird, zeigen schwächere Parkinsonsymptome als vorher und benötigen weniger Medikamente.

Dass die Nervenzelltransplantation bis jetzt nur experimentellen Charakter trägt und wohl niemals zu einem Standardverfahren ausgeweitet werden wird, hat unter anderem ethische Gründe, die von Medizinern und Philosophen kritisch diskutiert werden. Die Embryonen stammen nämlich aus Schwangerschaftsabbrüchen. Die Gefahr eines unkontrollierten Handels mit Embryonen und der Missbrauch von Schwangerschaften ist hier nicht von der Hand zu weisen – und das gilt besonders für Länder, in denen diese Fragen nicht gesetzlich geregelt sind.

In Deutschland ist der Eingriff noch nicht zugelassen, wenngleich sich Stimmen mehren, dass diese Operation bei der ansonsten unheilbaren Erkrankung ethisch vertretbar sei.

Was die Zukunft für Parkinsonpatienten erwarten lässt

Weltweit wird intensiv an neuen Behandlungsmöglichkeiten und Diagnostikmethoden gearbeitet. Aus den Erkenntnissen der Nervenzelltransplantation erwarten die Wissenschaftler neben der Besserung der Symptome einen Wissenszuwachs über das Wesen der Parkinsonkrankheit.

Gentechnologische Erkenntnisse auch für Parkinsonpatienten nutzen

Eine weitere Anwendung von Transplantationsverfahren wäre denkbar, wenn es gelingt, Dopamin herstellende Nervenzellen im Labor zu züchten. Hierzu müssten körpereigene Zellen genetisch verändert werden. Auf embryonale Zellen könnte dann verzichtet werden.

Nervenwachstumsfaktoren

Intensiv gearbeitet wird auch an der Entwicklung von Substanzen, die der Zellerneuerung im Gehirn dienen. Diese so genannten Nervenwachstumsfaktoren regen die noch funktionstüchtigen Zellen in der schwarzen Substanz zu weiterer Vermehrung an. Im Tiermodell ist es bereits gelungen, Kapseln mit Nervenwachstumsfaktoren in das Gehirn einzusetzen.

Ein anderer Ansatz besteht darin, körpereigene Blutzellen genetisch so zu verändern, dass sie Nervenwachstumsfaktoren produzieren.

Im diagnostischen Bereich wird an Möglichkeiten zur verbesserten Früherkennung der Parkinsonkrankheit gearbeitet. Es wird vermutet, dass sich der gestörte Energiestoffwechsel der Nervenzellen teilweise auch in den Blutplättchen abspielt. Vielleicht führen die Bemühungen, diese Vorgänge aufzuklären, dazu, eines Tages mit einfachen Blutuntersuchungen im Labor der Erkrankung auf die Spur zu kommen.

Wir müssen uns immer wieder klarmachen, dass die Parkinsonkrankheit gegenwärtig erst sichtbar und damit behandelbar wird, wenn bereits ein Großteil der Nervenzellen in der schwarzen Substanz zu Grunde gegangen sind. Je früher die Parkinsonkrankheit also diagnostiziert werden kann, umso zeitiger können nervenzellschützende Medikamente eingesetzt werden, die dem weiteren Zelluntergang Einhalt gebieten.

An der Wissensvertiefung um die Parkinsonkrankheit, die als eine der am besten untersuchten und aufgeklärten neurologischen Krankheiten gilt, arbeiten Medizinwissenschaftler auf der ganzen Welt.

Selbstdarstellung der Deutschen Parkinson Vereinigung

Die Deutsche Parkinson Vereinigung (dPV) stellt eine Selbsthilfevereinigung dar, die 1981 von Menschen gegründet wurde, die selbst von der Parkinsonkrankheit betroffen waren. Derzeit zählt die dPV rund 20 000 Mitglieder, die in cirka 450 lokalen Selbsthilfegruppen organisiert sind. Die Arbeit wird direkt vor Ort geleistet. Hier werden Patienten und Angehörige beraten und betreut. Regelmäßige Treffen animieren Patienten und Angehörige, neue soziale Kontakte zu knüpfen und alte Freundschaften neu zu beleben. Gleichzeitig bieten diese Treffen ein geeignetes Forum, untereinander Erfahrungen auszutauschen. Vorträge, Referate und andere Aktivitäten bieten eine Vielzahl von Informationen und regen zu Diskussionen an. Die Möglichkeit des sich gegenseitigen Unterstützens und Ermutigens erachten wir als eines unserer zentralen Anliegen sowohl für die Patienten wie auch für deren Angehörigen.

An Bedeutung haben dabei aber auch weitere Gruppen von Patienten gewonnen, die wir ebenfalls in unsere Arbeit mit einbeziehen wollen. So wie bei anderen Erkrankungen erkranken auch immer mehr jüngere Menschen an Parkinson. Etwa fünf bis zehn Prozent der Patienten erkranken vor dem 40. Lebensjahr. Sie und ihre Angehörigen treffen sich seit einigen Jahren in den so genannten Clubs U-40, die wir auf überregionaler Ebene organisiert haben. Hier werden Aktivitäten speziell für diese Zielgruppe angeboten, die versuchen, sich auch mit den aktuellen Fragen der Patienten auseinander zu setzen.

Daneben haben wir Clubs für tiefenhirnstimulierte Patienten und deren Angehörige gegründet. Hier werden Fragen zur Operationstechnik, der Lebensführung nach der Operation etc. diskutiert und Erfahrungen ausgetauscht.

Neben diesen Aktivitäten setzen wir uns aber auch dafür ein, die ambulante und klinische Versorgung der Patienten zu verbessern. Außerdem fördern wir auf breiter Basis die Erforschung der Erkrankung, ihrer Ursachen und ihre Behandlungsmöglichkeiten. Wir veranstalten Tagungen und Seminare für Ärzte, suchen den näheren Kontakt zu Therapeuten, Apothekern und Pflegepersonal und setzen uns für eine enge Zusammenarbeit mit der pharmazeutischen Industrie ein.

Hierbei stellt ein zentraler Punkt die Öffentlichkeitsarbeit und die Kooperation mit der Politik dar.

Gerne stellen wir Ihnen auf Anfrage Informationsmaterial zur Verfügung. Wir dürfen Sie bitten, sich an die unten angegebenen Stellen zu wenden, auch wenn Sie darüber hinaus noch Fragen haben.
Deutsche Parkinson Vereinigung
Bundesverband e.V.
Moselstraße 31
41464 Neuss
Tel.: 0 21 31/4 10 16 oder 4 10 17
Fax: 0 21 31/4 54 45
Montag bis Donnerstag: 8.00-16.30 Uhr
Freitag: 8.00-14.30 Uhr

A - Österreichische Parkinson-Gesellschaft
Riedelgasse 5
A-1130 Wien
Tel.: 01 / 88 00 02 70

CH - Schweizerische Parkinsonvereinigung
Gewerbestraße 12a
Postfach 123
CH-8132 Egg
Tel.: 01 / 9 84 01 69
Fax. 01 / 9 84 03 93

Entspannung

CH - Gesellschaft für autogenes Training und
Hypnose-Therapie
Stockerstraße 56
CH-8002 Zürich
Tel.: 01 / 2 02 57 33

CH - Gesellschaft für Biofeedback
Stockerstraße 56
CH-8002 Zürich
Tel.: 01 / 2 02 57 33
Fax: 01 / 2 81 03 22

Tipps zum Weiterlesen

Alle drei genannten Titel sind Patientenberichte:

Hinterleitner, Reinhard:
Mein Leben in der Einbahnstraße
Postfach 13
D-4223 Katsdorf
ISBN 3-901407-14-6

Otto, Karl-Heinz:
Kamerad Parkinson
Edition Märkische Reiseskizzen
ISBN 3-934232-06-X

M. Parkinson – Leben mit einer Krankheit
Herausgegeben von der Deutschen Parkinson Vereinigung
ISBN 3-9804097-1-6

Kochbuch: Deutsche Gesellschaft für Muskelkranke e.V. (Hrsg.)
Im Moos 4
79112 Freiburg
Tel.: 07 66 5 / 9 44 70

Bezugsquellen

Dosierassistent mit »Pacing-board«.
Schering Deutschland
GE Therapeutika
Max Dohrn Straße 10
10589 Berlin
Tel.: 0180/ 5 08 88 22
Fax: 0180/ 5 08 88 33

Sprachverstärker
z. B. Firma SMT Köln
Servatiusstr. 69d
61109 Köln
Tel.: 0 22 1 / 8 99 00 28

Sachregister